CONTENTS

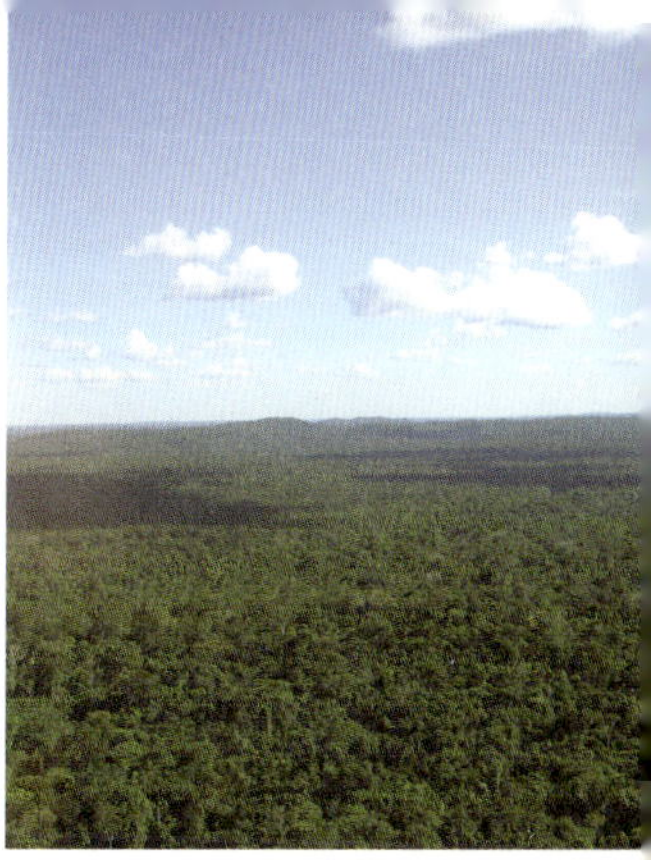

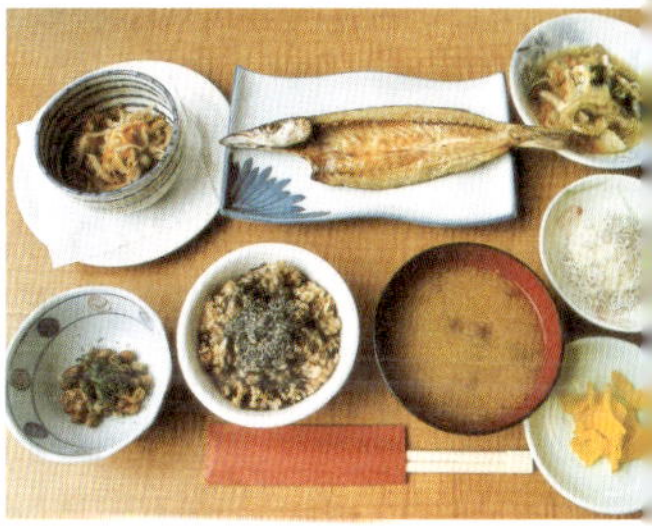

2 「自然治癒力を高める」シリーズ、新創刊にあたって
人はなぜ病気になるのか

8 この食生活で体を変える!
病気にならない食事の基本
フーズアンドヘルス研究所代表　幕内秀夫

18 免疫力を最大限に生かして病気を予防・治療するために
食事で高める免疫力
新潟大学大学院医歯学総合研究科教授　安保徹

24 体の不調は冷えと血液の汚れから
冷えを防ぎ血液をきれいにする食生活
イシハラクリニック院長　石原結實

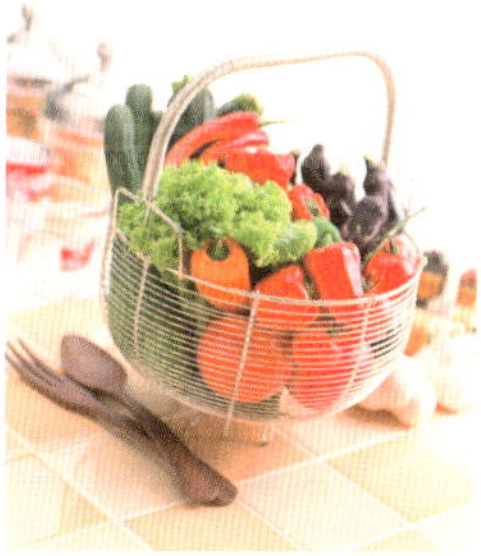

30 自然流
生き方、暮らし方、食べ方のすすめ
翻訳家・鍼灸師　上野圭一

36 いのちの秩序と食と自然治癒力
カツ丼、学生時代の定食、ときめきの食事
帯津三敬病院名誉院長　帯津良一

42 **体の中を丈夫に美しくする食生活Q&A**

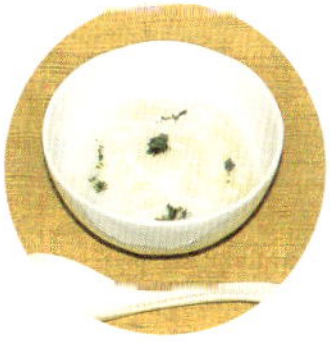

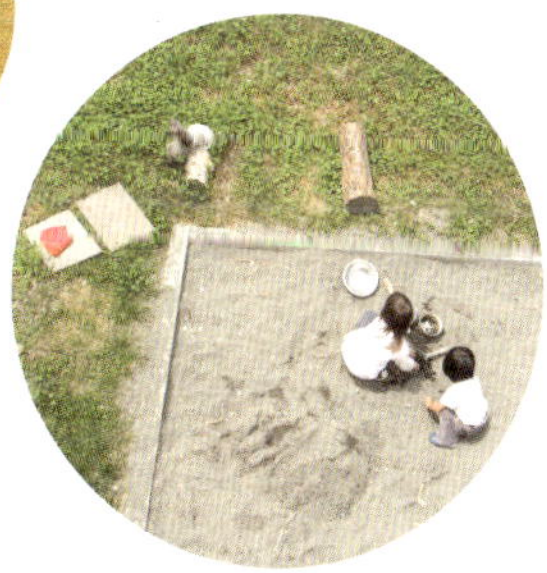

46 この症状にこの食べ物が効く!!
症状別食材の摂り方
管理栄養士　沖さつき

52 毎日の食材をおいしく安全に
野菜・果物・魚介類・肉・加工品の解毒《げどく》・除毒《じょどく》の知恵

58 シュタイナーから学ぶ健康と癒し　Vol.1
生きること、病気になることの意味
「ひびきの村」ミカエル・カレッジ代表　大村祐子

68 お医者さん、専門家に聞いて答える **代替療法のQ&A**

72 さわやかな一日を過ごすためのかんたん運動法①
朝5分のすっきりおはようヨガ

74 この号の健康情報を、もっと詳しく知りたい方へ
健康のための本ガイド

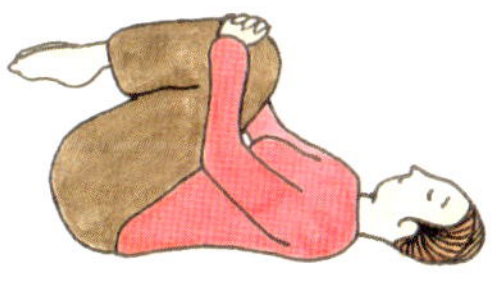

「自然治癒力を高める」シリーズ、新創刊《リニューアル》にあたって

「ナチュラル&オルタナティブ」ヘルスブック。聞き慣れないタイトルの本をスタートいたします。少し大げさなようですが、地球生態系に従ってナチュラルに、代替療法を中心に据えてオルタナティブに…。そんな健康実現の本です。

第1号の本号は『「なぜ病気になるのか？」を食べることから考える』という特集にしました。病気のメカニズムと「食」が密接に関係しているからです。

しかし、人間の体がなぜ今、かくも不健康で、病気に蝕《むしば》まれているのでしょうか？

その答えを、私たちは地球の病気の話から始めてみたいと思います。

病気になるのか

人の生命も地球の生命も全ては一つ

「私たち自身が病気を遠ざけ予防し、日々健康でいるためにはどうしたらよいか？」そのためには家族も、身の回りも地域も社会も健康で、自然治癒力に富み、ひいては地球全体の生態系が淀みなく循環していることが大事な条件です。

人の生命も、地球の永遠の生命も、全ては一つにつながっている。ワンネス。ホリスティック…。

人間が人間だけのことを考えて、不健康に悩み、病気の予防に気をもんでいても、他方、私たちを生かしてくれる地球が、大きな病に苦しんでいるという現状をないがしろにしていては、根本的解決にはならないと私たちは考えます。

この写真は、地球の肺、地球の酸素の3分の1を生産するアマゾンの熱帯森林です。そして、次のページの赤茶けた荒涼とした大地は、森が伐採され丸裸になった、同じアマゾンの写真です。（共に写真は熱帯森林保護団体提供）

今、アマゾンの森は急速に伐採が進み、毎年、東京都約12個分の豊かな生命の営みをはぐくむ、熱帯林が消失しています。金、アルミニウム、鉄等の鉱山開発や肉牛の牧場化、日本も含め世界で消費が拡大する大豆の畑、エタノールのためのサトウキビ畑への乱開発などが、激しい勢いで森を食い尽くしています。

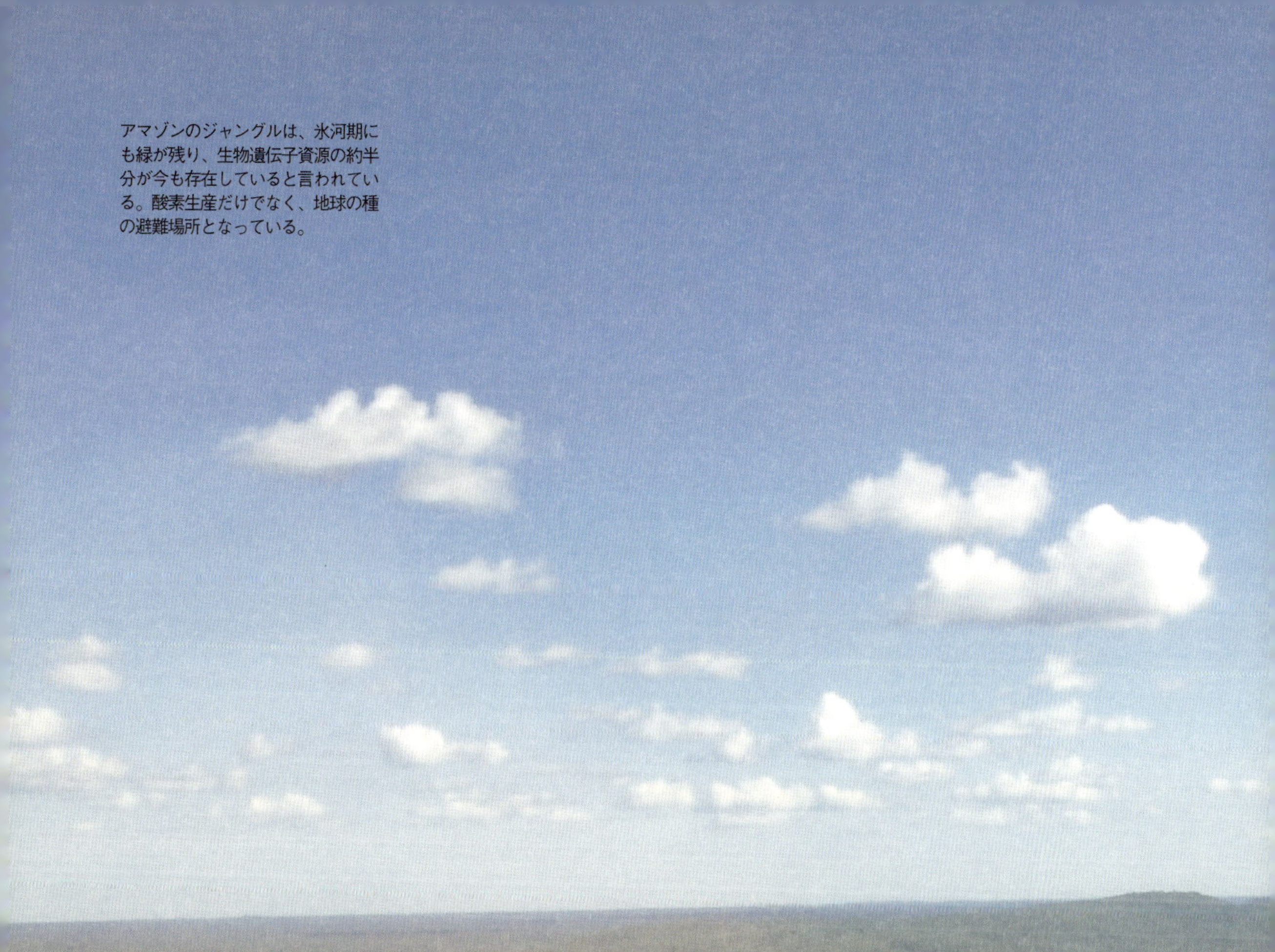

アマゾンのジャングルは、氷河期にも緑が残り、生物遺伝子資源の約半分が今も存在していると言われている。酸素生産だけでなく、地球の種の避難場所となっている。

Natural&Alternative Health Book

「ナチュラル&オルタナティブ」ヘルスブック

写真提供／熱帯森林保護団体

人はなぜ

もう一つの「不都合な真実」は 私たちの生活習慣

アメリカの元副大統領だったアル・ゴア氏の『不都合な真実』という映画と本が、今、世界中でヒットし、ベストセラーになっています。止まることを知らない人間の欲望、経済成長と競争、グローバル化、ITテクノロジーの進化やテレビ、コマーシャルによる消費の拡大。文明とは一体、何が最終目標なのでしょうか？

同じことが私たちの健康信仰や、病気への不安感にも言えると思います。毎号これでもかという、あの手この手の健康雑誌や健康本。テレビのやらせ番組や中身の捏造《ねつぞう》も多々あります。私たちはどの情報を信用し、何をしたらよいのか迷ってしまいます。これが今日の日本の健康ブームであり、地球環境の悪化に見て見ぬふりをする、もう一つの「不都合な真実」の姿です。

自分自身と家族の身の回りの健康だけにあまりにもこだわり過ぎて、地域や、社会のことまで思いが至らなくなり、その結果が、地球の自然生態系の循環に変調を来し、地球温暖化や異常気象などの様々な異変となって私たちの生活を脅《おびや》かしています。

人類は一体どこに向かうのでしょうか？ 私たちは未来の世代に地球という生命の星を、そして豊かな人間性と健康な心身を子どもたちに継承してゆけるでしょうか？ 危機はそこまで迫っています。

健康にも、新しい価値観が問われる時代

地球のみならず社会も病み、また我が国では薬づけ医療の問題や、急速な高齢化もあり、年金、介護、医療制度の破綻もささやかれています。危機にある地球や混乱へと向かう社会や財政の悪化を好転、回復させる条件づくりは、一人一人の市民の気付きと、欲望との闘いにかかっています。

こと「健康」についても、オルタナティブ（代替《だいたい》的）な価値観による新しい予防医療・健康増進への視点が重要になってきました。

こうした現実を憂慮し、新しい健康への価値観を提唱する医師や専門家が、実は日本にもたくさんいます。私たちはそういった心ある医師と専門家を取材し、多くの確信を手に入れてきました。

エビデンス（目に見えるもの、証拠、根拠）の無い理論を受けつけない現代医学に対し、代替《だいたい》療法の多くが「人の心のあり方やプロセスと治癒結果」を重視し、ときには「病との共生」をも認め、「人がいかに、よく生きるか」ということへの深い洞察を示しています。

また現代医学では、原因不明の症状や疾患を「本態《ほんたい》性《せい》」というひと言でくくり、例えば、本態性高血圧症とか本態性頭痛などと呼んで治らないものと定め、自らの治療の限界を認めています。

「病気にならない生き方」を実践するために、今日

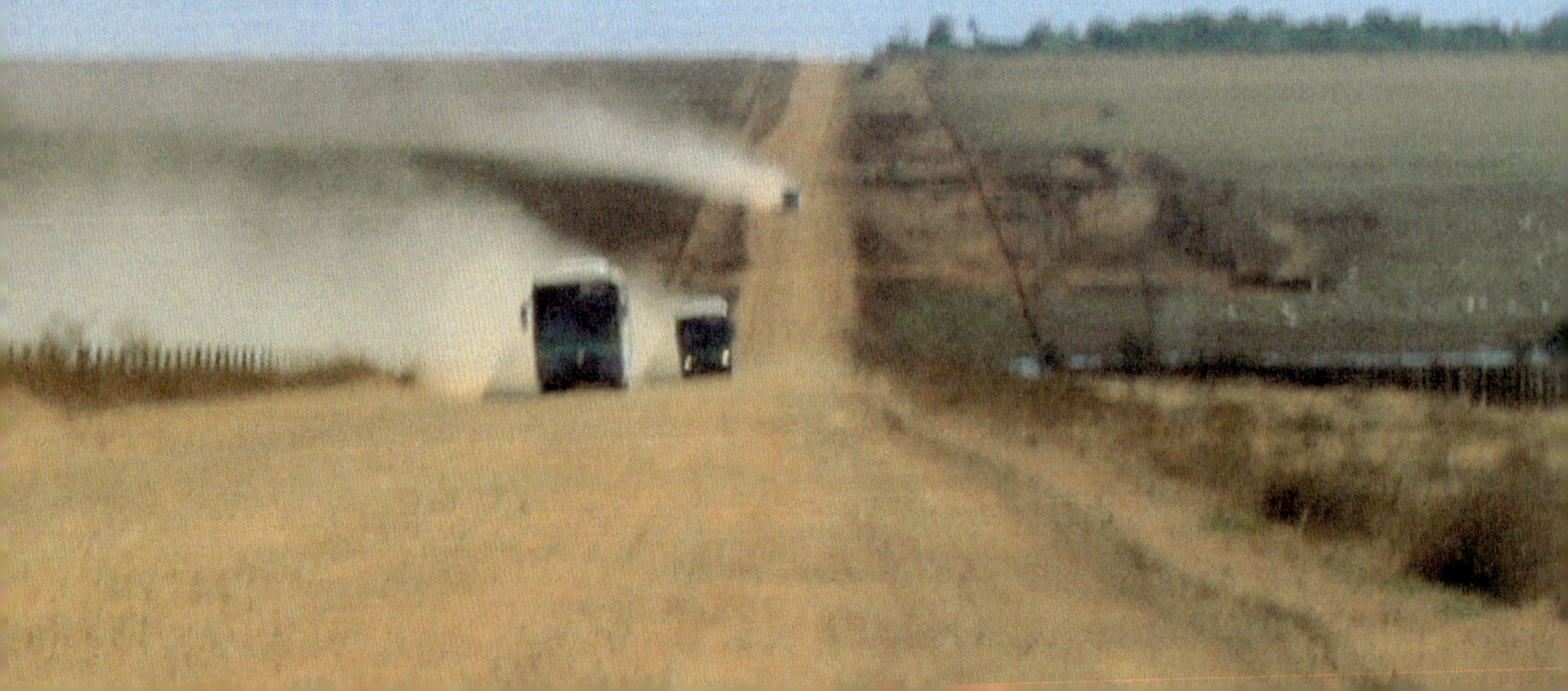

の医療常識の枠組みを越えて代替療法をも治療に取り入れている医師や専門家の方々は、3年間、71名の取材を通して以下のような見解を私たちに示してくれました。

なぜ人は病気になるのか？

　私たちはこう集約してみました。まず、「人の生命維持への根本的なテーマの中心に、血液があるのではないか」と考えます。

①そして汚れた血液、循環力が弱い血液が病気に関係しているのではないか。またそれらは、
②あらゆるストレスが問題。
③体の冷えによる血流の停滞。
④食の質の改善不足と量の摂り過ぎ。
⑤運動不足。
⑥腸内環境の悪化、排泄。便秘。下痢。
⑦休息、睡眠。呼吸、その質。
⑧身の回りの家電やIT化と電磁波。
⑨笑い不足。幸せ感不足。人間関係の衰退。
⑩体の機能のアンバランス。——などが原因です。

　こうしてみると文明病ともいえる、いわゆる生活習慣の悪化が、今さらながら病気の背景に横たわっていると考えられます。

乱開発で荒地と化したアマゾンの森。人間は、目先の欲、金もうけのために森を切り、人間自身の難病等の生命を救う可能性を持つ薬草や、様ざまな動植物を消失させている。

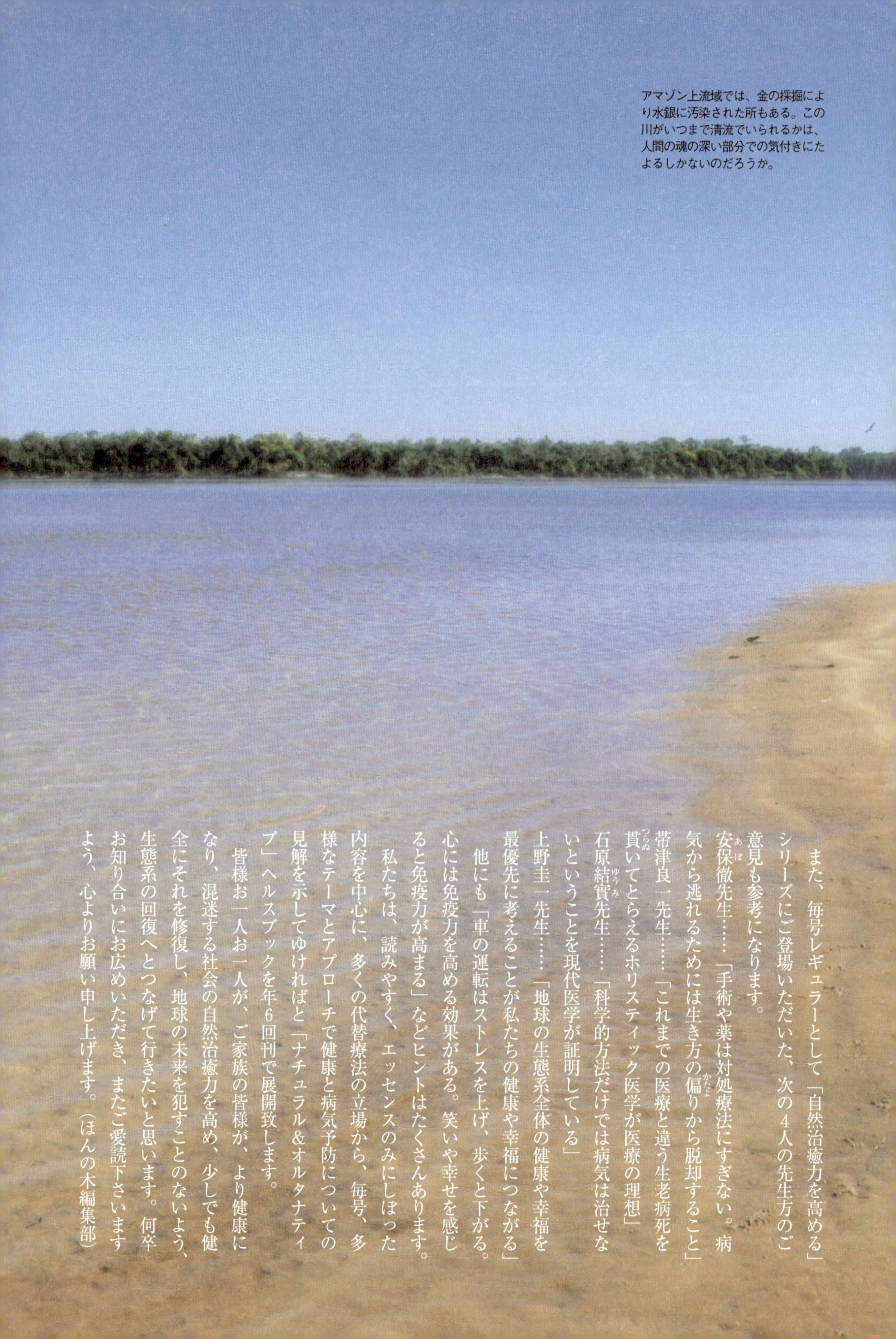

アマゾン上流域では、金の採掘により水銀に汚染された所もある。この川がいつまで清流でいられるかは、人間の魂の深い部分での気付きにたよるしかないのだろうか。

また、毎号レギュラーとして「自然治癒力を高める」シリーズにご登場いただいた、次の4人の先生方のご意見も参考になります。

安保《あぼ》徹先生……「手術や薬は対処療法にすぎない。病気から逃れるためには生き方の偏《かたよ》りから脱却すること」

帯津良一先生……「これまでの医療と違う生老病死を貫《つらぬ》いてとらえるホリスティック医学が医療の理想」

石原結實《ゆうみ》先生……「科学的方法だけでは病気は治せないということを現代医学が証明している」

上野圭一先生……「地球の生態系全体の健康や幸福を最優先に考えることが私たちの健康や幸福につながる」

他にも「車の運転はストレスを上げ、歩くと下がる。心には免疫力を高める効果がある。笑いや幸せを感じると免疫力が高まる」などヒントはたくさんあります。

私たちは、読みやすく、エッセンスのみにしぼった内容を中心に、多くの代替療法の立場から、毎号、多様なテーマとアプローチで健康と病気予防についての見解を示してゆければと「ナチュラル&オルタナティブ」ヘルスブックを年6回刊で展開致します。

皆様お一人お一人が、ご家族の皆様が、より健康になり、混迷する社会の自然治癒力を高め、少しでも健全にそれを修復し、地球の未来を犯すことのないよう、生態系の回復へとつなげて行きたいと思います。何卒お知り合いにお広めいただき、またご愛読下さいますよう、心よりお願い申し上げます。（ほんの木編集部）

自然治癒力を高めることは、毎日の元気の源であり、病気を予防し癒すキーワード

「医学が進歩しているのに、病人が増えているのはなぜか?」「病気にならないで健康に生きる方法とは?」これらの問いに対して、現代医学の分野だけからのアプローチでは解決策は見つかりません。

現代医学の他にも漢方、アーユルベーダ、ホメオパシー、シュタイナー療法、中国・東洋医学など多くの代替医療があります。

これらの代替医療について「自然治癒力を高める」をキーワードに医師や専門家に取材をして、テーマごとにまとめた本が既刊の、「自然治癒力を高める」全12冊シリーズです。

(本書80ページに既刊書籍のご案内があります)

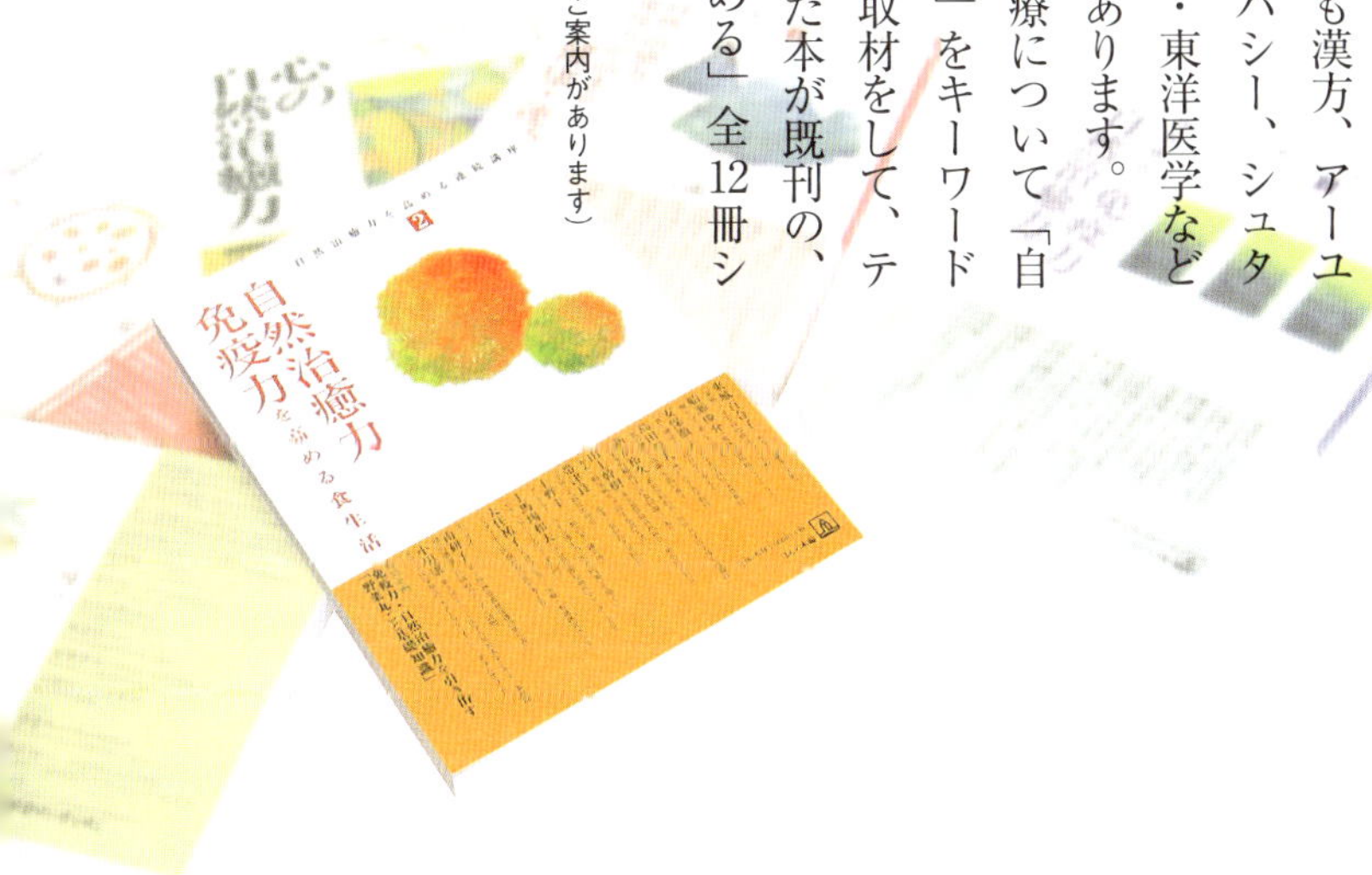

自然治癒力をどう高めるかがキーワード

病気を遠ざける生活を!

健康基本計画 6つのポイント

1 安心安全オーガニック 病気を予防する食べ物

食べ物は腸管を通して直接体内に吸収されるため、免疫力を高める重要な働きをします。血液をきれいにして、体を冷やさない食べものを摂《と》ることは誰でも実践できる健康法です。

2 快腸、快便。体からの毒出しを高める「胃腸力」

体にたまった毒の75%は便から排出されると言われています。スッキリきれいな体を保つために、胃腸力を高め、胃腸の動きを活発にして快便のリズムを作りましょう。

3 睡眠、休息、呼吸法は「疲労回復力」を高めます

早寝早起きや十分な睡眠、ゆっくりとした深い呼吸など、生活習慣のリズムが整うと、自然治癒力も高まることが知られています。自然治癒力が高くなると人は気力に満ちてきます。

4 ストレス、うつを克服する「心の自然治癒力」

低体温やストレス、社会での人間関係が原因で体の不調を訴えている人が増えています。こういった方も、心の自然治癒力のスイッチがONになると不思議と元気が出てきます。

5 冷えを解消し、病気を治す「血液の力」

がんや高血圧、メタボリック・シンドロームなど、ほとんどの病気の原因は、血液の汚れからと言われています。血行を整え代謝をよくすると血液サラサラになり、血流の力が高まります。

6 心の若さと老化予防に「健康な脳力」を保つ

脳力には2種類あります。「歳をとると衰える脳力」と「歳をとっても伸びる脳力」です。この2つの脳力を理解して上手に使いこなすことが、老いても若々しく生きる秘訣です。

フーズアンドヘルス研究所代表
幕内秀夫
HIDEO MAKUUCHI

この食生活で体を変える！

病気にならない食事の基本

日本の食卓は半世紀前とはまったく変わってしまい、
長い間、日本人が食べてきた“食”が忘れ去られようとしています。その一方、病気予備軍は増加の一途です。
現代のライフスタイルに沿った形での食事の改善はどのようにすればできるのか……。
“粗食のすすめ”の幕内秀夫先生にお聞きしました。

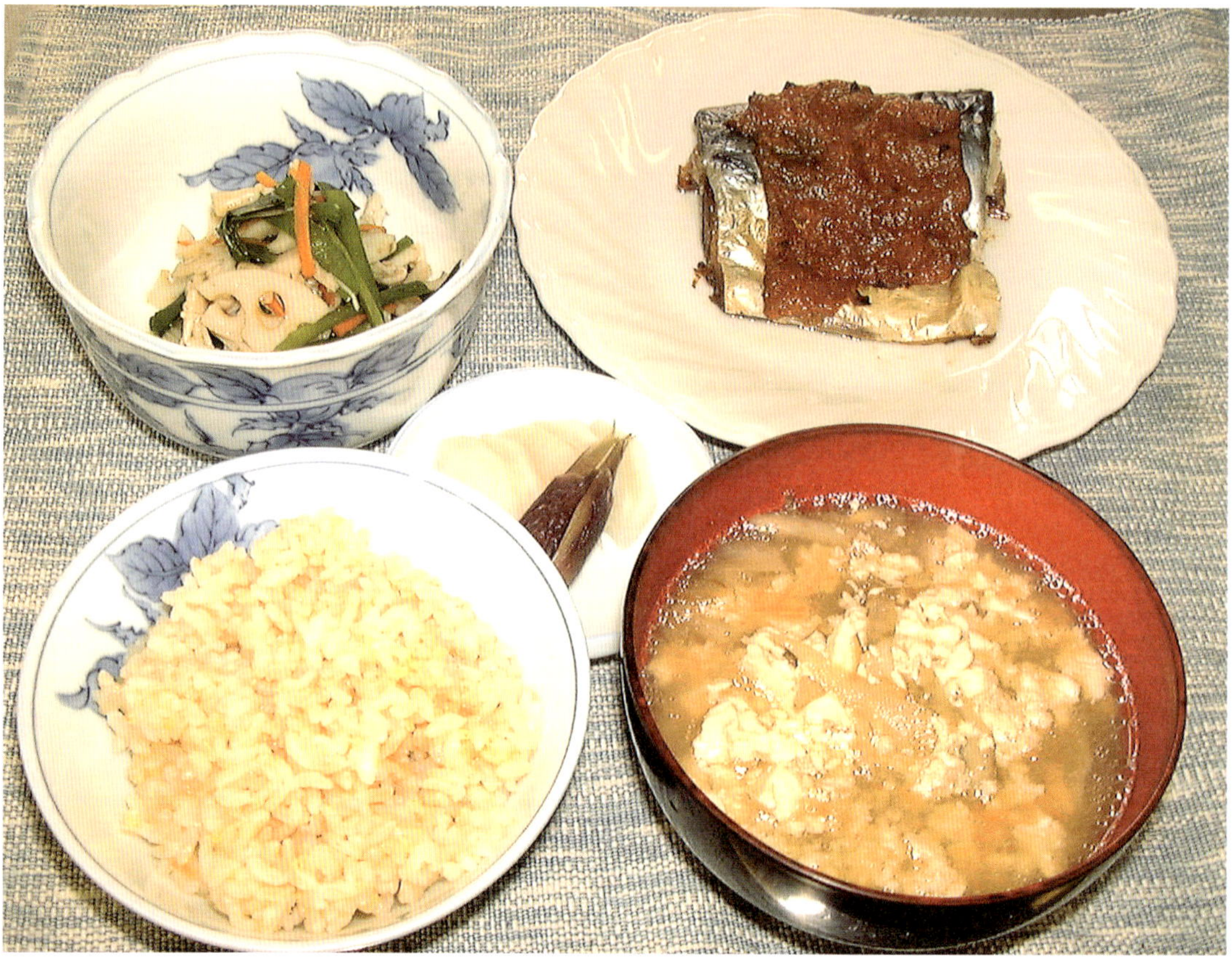

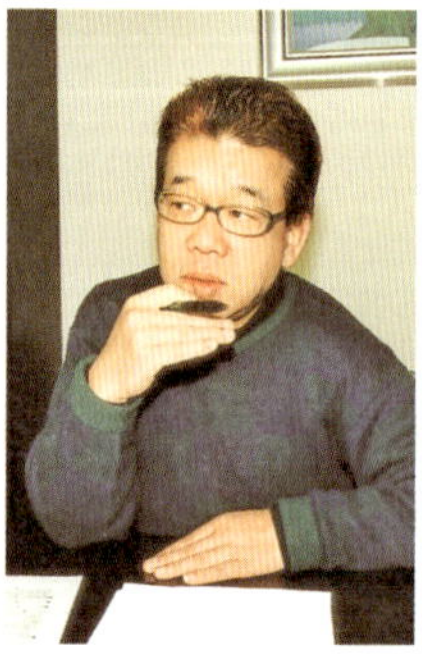

Profile

まくうちひでお
1953年、茨城県生まれ。管理栄養士。学校給食と子どもの健康を考える会代表。山梨県の長寿村を知って以来、伝統食と民間食養法の研究を行い、日本列島を歩いての縦断や横断、また四国横断、能登半島一周などを重ねた末に「FOODは風土」を提唱。帯津三敬病院、松柏堂医院などにおいて食事相談を担当。著書、共著は『粗食のすすめ』（東洋経済新報社）、『子どもが幸せになる６つの習慣』（ほんの木）など多数。

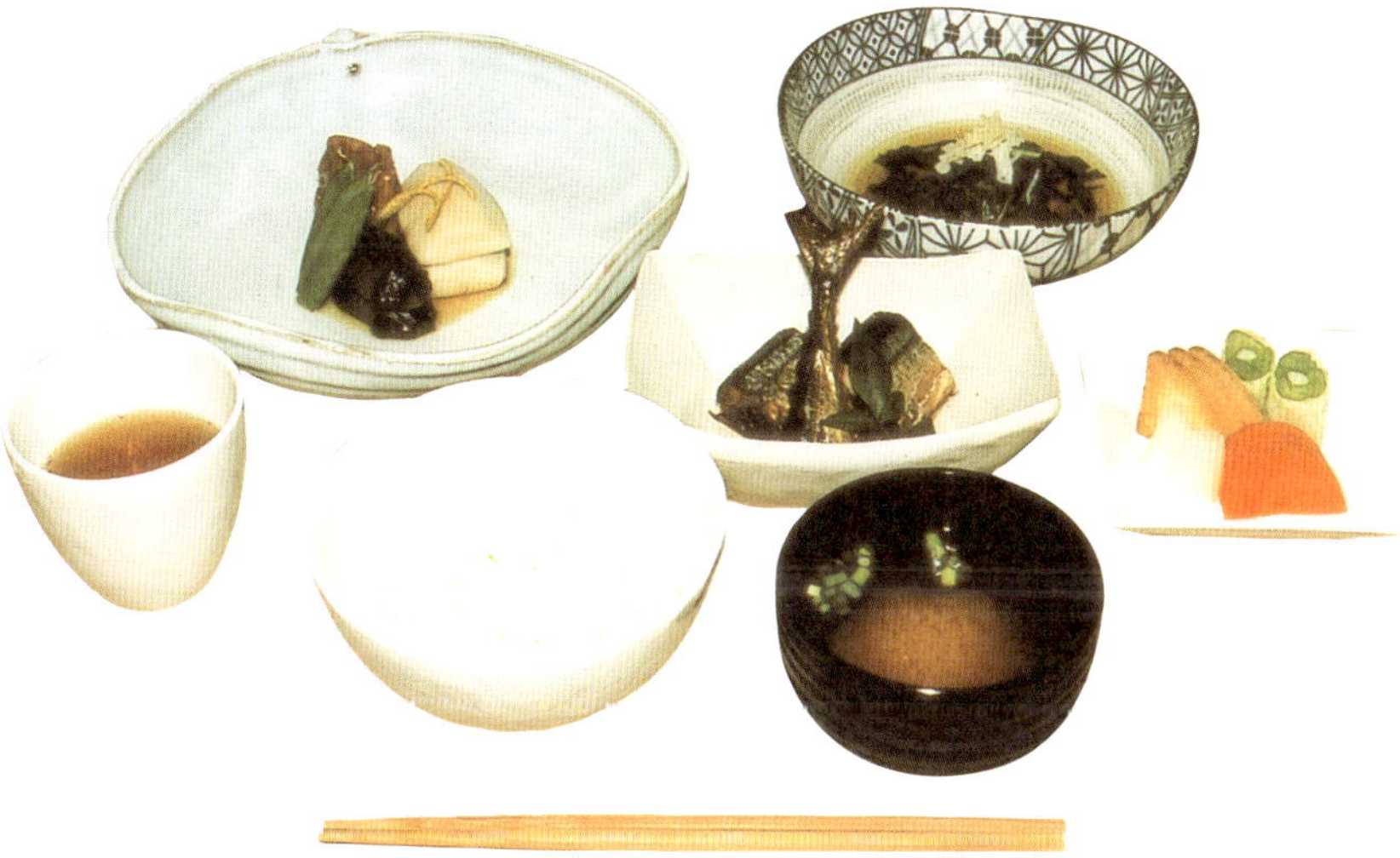

ごはんを中心とした基本食の例。季節の野菜の炊き合わせ、モロヘイヤと蒸しホタテのおひたし、さんまの万年煮、七分づきのごはん、おみそ汁、漬け物、三年番茶。

「食の工業化が進んだ日本人の食卓」

食べ過ぎと、ビタミン・ミネラル不足の原因

かつての日本人の食生活は、季節の変化や自分たちが住んでいる土地の周辺で何が採れるか、つまり、風土が食生活を決めていました。そのため、端的《たんてき》に言えば、朝昼晩とも、ごはんとそばやうどん、野菜と魚でした。

しかし、今では朝はパン、昼はサンドイッチ、ハンバーガー、夕食はカレーやスパゲッティといったようにカタカナの主食を摂《と》る機会が圧倒的に増えました。象徴的なのは、学校給食によるパンと牛乳の普及です。いわゆる食の欧米化ですが、その実態はファストフード化（アメリカ化）であり、日本人の食事が日本の自然や風土、文化から離れてしまうという「食の工業化」でした。

こうした結果、米の消費が急激に減り、肉や乳製品が増えました。しかし、それ以上に増えたのが実は、輸入小麦粉、油、砂糖です。

人類は長い間、飢えに苦しんできましたから、遺伝子の記憶として、食べられない恐怖感が脳に染みついています。そのため、高カロリーのものを好みます。グルメ番組のレポーターが肉・魚は「脂《あぶら》がのっていておいしい」、芋《いも》や果物は「甘くておいしい」というのは、私たちが本来、脂ののったものや甘いものといった高カロリーの食品を好むからです。

しかし、食に困らなくなった現代では、食べ過ぎる人が増えてしまいました。また、カタカナ食品には精製された小麦粉や油、白砂糖を使っていますから、ビタミンやミネラルがなく、食物繊維なども少なくなっています。

取材／高橋利直　文／戸矢晃一

まずは主食を見直しましょう!

一日に2回しっかりごはんを食べる

病気にならないような食事を考える場合、まず大切なのは主食を見直すことです。一日に2回しっかりごはんを食べましょう。

パスタ、ラーメンは油分なしでは食べられません。食パンなら甘くないと思っている人も多いと思いますが、食パンにはしっとり感や発酵のために砂糖が使われています。また、乾いているパンだとマーガリンやジャムなどを使うことになりますから、知らないうちに油と砂糖を大量に摂《と》ることになるのです。水分をたくさん含んでいるごはんであれば、食べやすいために、そういうものを使う必要がありません。

私たちの体を維持するために必要なエネルギー源は、糖質（炭水化物）、脂質、タンパク質ですが、この中でももっとも体に負担をかけないのは糖質です。糖質には砂糖、乳糖、でんぷんなどがありますが、私たちの体に最適なのは、でんぷんです。

パンやパスタもでんぷんですが、ごはんには油も砂糖も食品添加物も含まれていません。淡白で自己主張をしない味なので、毎食食べても飽《あ》きがきません。しかも、日本人は、塩で握っただけで食べられるおいしい米を作ってきました。カレーをかけたり、油を使ったチャーハンやパエリヤにしなくても、日本の米は十分においしいものです。

ごはんを主食にすれば、自ずからおかず（副食）も野菜や魚介類が中心になってきますから、食事の問題の7割は改善すると私は考えています。

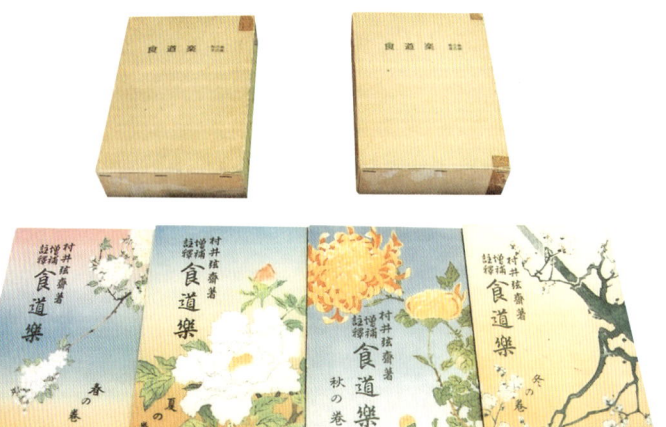

明治時代の大ベストセラー村井弦斎著の「食道楽」。春夏秋冬の4巻に分かれている小説で、600種以上の四季折々の料理や食材の話題が盛り込まれている食通本の先駆けというべき作品。原書は絶版だが、岩波文庫で復刻版が入手できる。

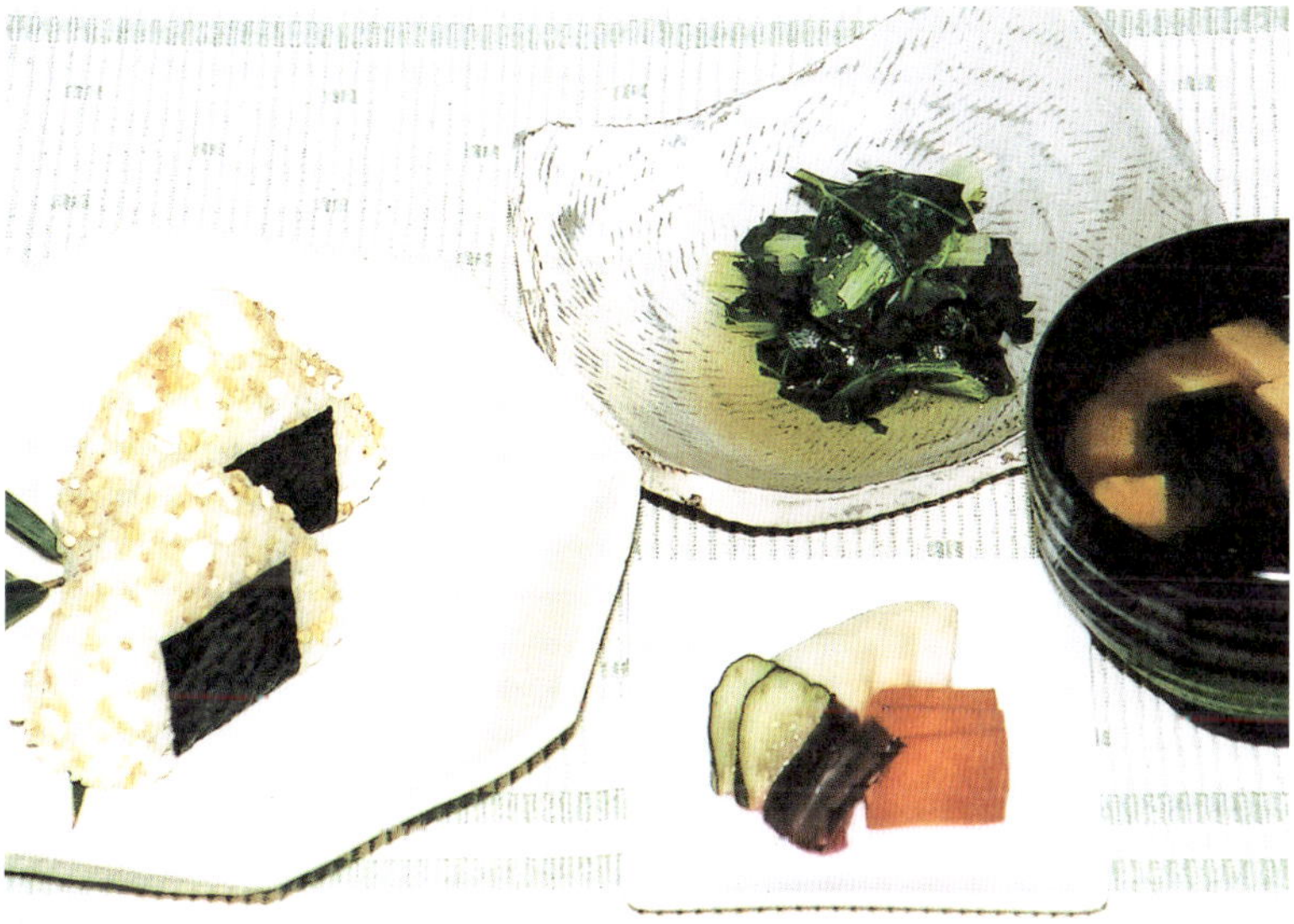

和食は決して難しくありません。
おにぎり、ほうれん草のお浸し、
おみそ汁、漬け物。これに番茶を
加えた基本食は、シンプルで手間
のかからない立派な和食です。

「夜型生活に合わせた食事を考える」

午後6時にはコンビニのおにぎりでもいいから食べる

かつての食事は朝は6時、昼の12時、晩は6時（8時くらいまで）に摂《と》るのが普通でした。私たちは起きている間、6〜7時間で空腹になりますし、就寝中はエネルギーが少なくて済むので、この食事時間は理屈にも合っていました。

しかし、今ではこうした時間帯に食事を摂れる人は幼児やお年寄り以外はほとんどいません。夜中の10時、11時に夕食だというサラリーマンも珍しくない時代です。でも、本当は午後8時を過ぎてからの食事は夜食なのです。健康のためには、現代のライフスタイルに合った形で、晩の6〜7時くらいに食事をする必要があります。ごはんとみそ汁といったきちんとした食事はムリでも、せめて、コンビニのおにぎりやインスタント雑炊《ぞうすい》（コンソメタイプでないもの）など、でんぷんを摂ることを習慣にしてください。

そして、夜8時以降の夜食は、体の負担になるボリュームのあるものは食べないことです。お茶漬けやソーメンにとどめておきましょう。夜、食べ過ぎているかどうかの見極めは、翌朝の空腹度です。ごはんが食べられるくらいにお腹がすいていれば合格。とてもムリという人は夜食を見直してください。また、朝はごはんが入らないという人はお茶だけ飲み、その代わり、おにぎりを持って出て会社の近くに行ってから食べるといった工夫をするとよいでしょう。

晩ごはんを早くに食べている子どもは、朝、しっかりごはんが食べられるはずです。親の都合でその子を犠牲にしてはいけません。

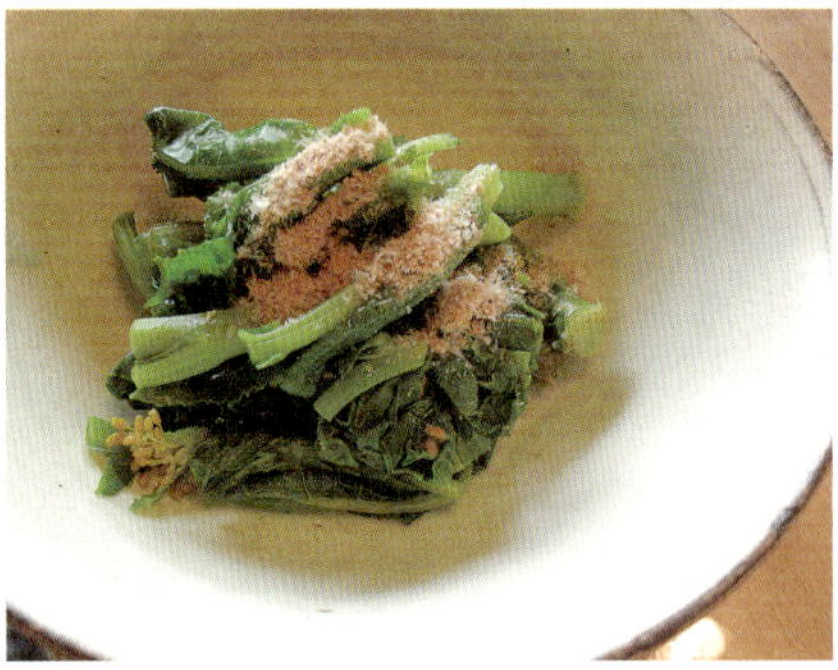

菜の花のおひたし

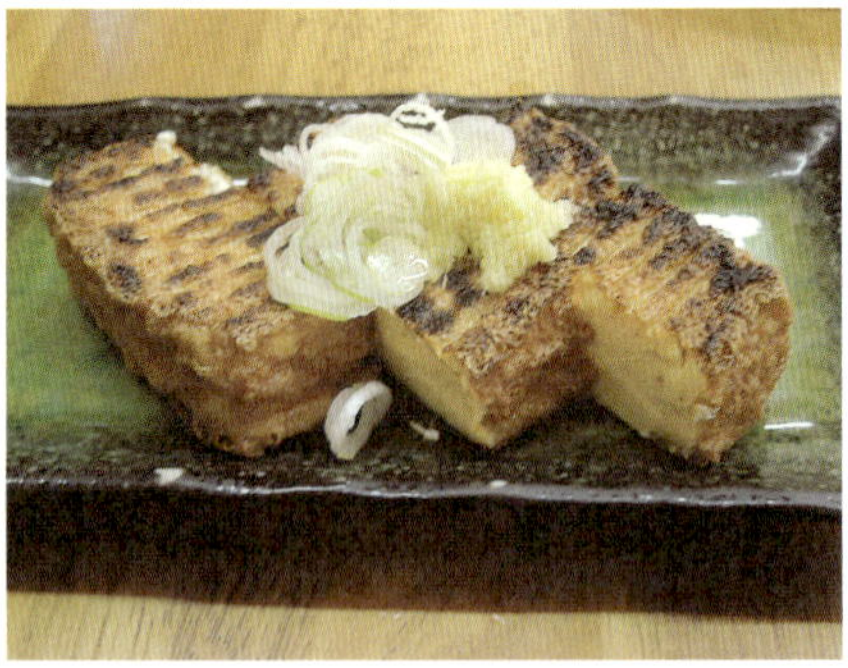

焼き厚揚げ

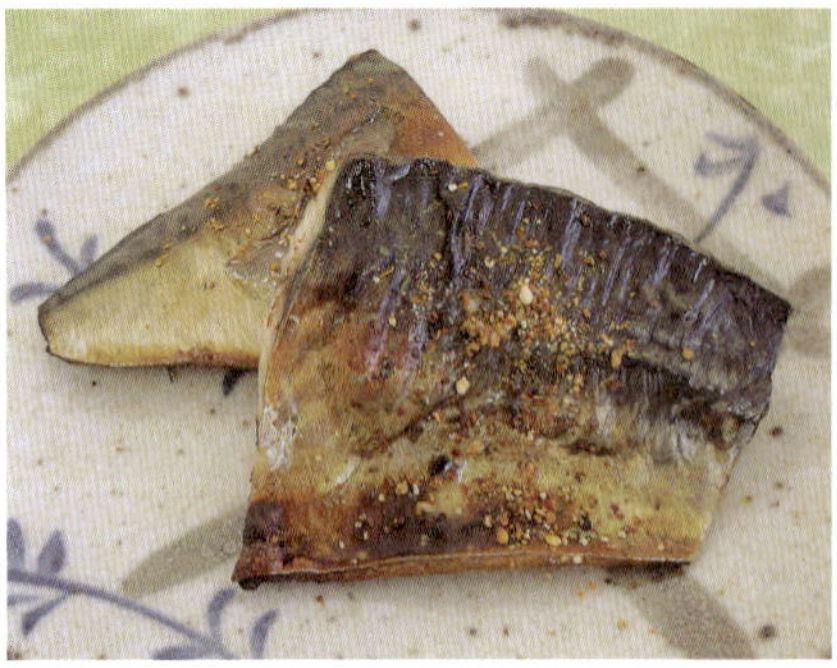

鯖の七味焼き

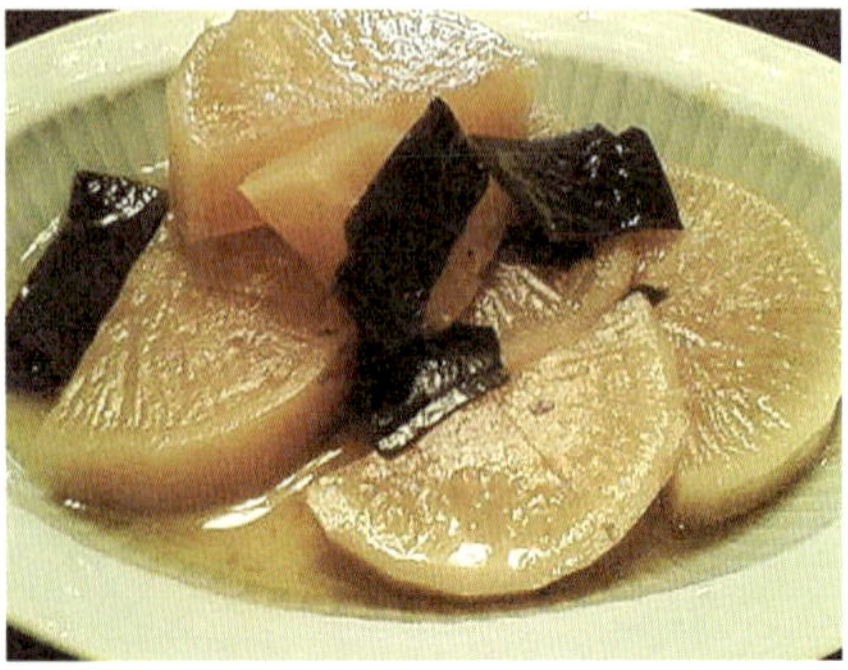

大根の煮付け

病気にならない体をつくるおかずの例①

「基本の食事四点を忘れないで！」

ごはんにも弱点はある
それを補うのが"みそ汁"

「これだけ食べていれば大丈夫」というような報道がありますが、そんな食品はありません。ごはんにもやはり弱点があります。ごはんを食べることは大切ですし、素晴らしい主食ですが、脂肪やタンパク質が少ないのです。

　そこを補うために、日本人は豆類や種子類を食べてきました。豆類というのは大豆から作るみそであり、みそをもとにしたみそ汁です。つまり「ごはんとみそ汁」で必要なものがほぼ補えるのです。

　さらに、漬け物はごはんをしっかり食べられる最高の野菜料理です。漬け物の塩分が気になる人もいると思いますが、食べ過ぎなければ問題ありませんし、塩分の心配というならスナック菓子やインスタントラーメンの方がはるかに心配です。漬け物と同様、のり、納豆、煮豆、小魚のつくだ煮など、1週間くらい放っておいても悪くならない常備食を備えておけば、食事の基本としては十分です。

　無理をしてまで、手作りにこだわる必要もありません。総菜《そうざい》コーナーなどで購入して常備し、前夜のごはんとみそ汁に、常備食を並べれば、これだけで朝食は十分です。お茶も緑茶でなく、日本人が食事とともに飲んできた番茶がいいと思います。つまり、日本人の食事としては「ごはん、みそ汁、漬け物、番茶」が基本なのです。

　和食というと手間がかかると思っている人がいますが、それは料理屋さんなどの特別な食事です。日本人が日常的に食べていた和食はとてもシンプルで、手間のいらないものです。

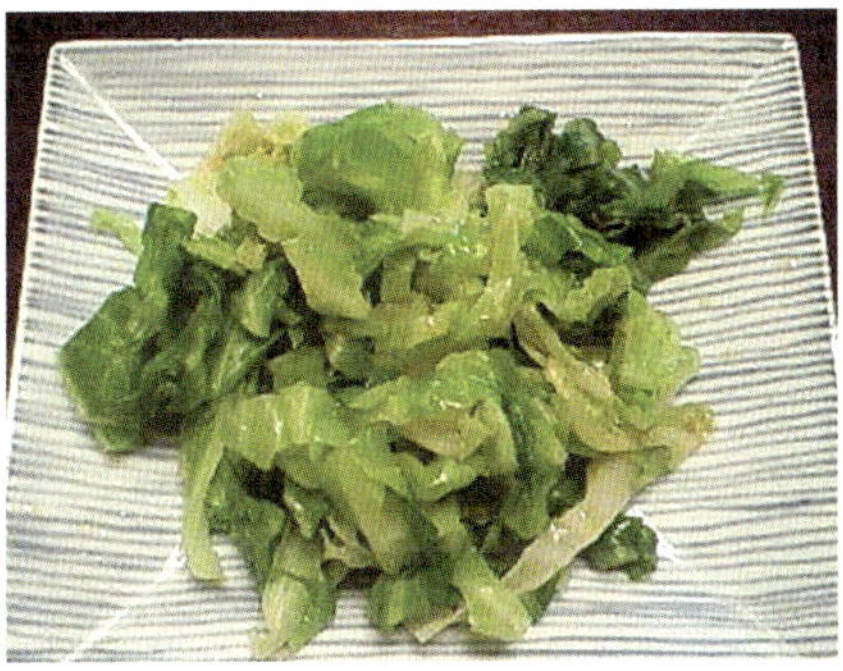

キャベツの和え物

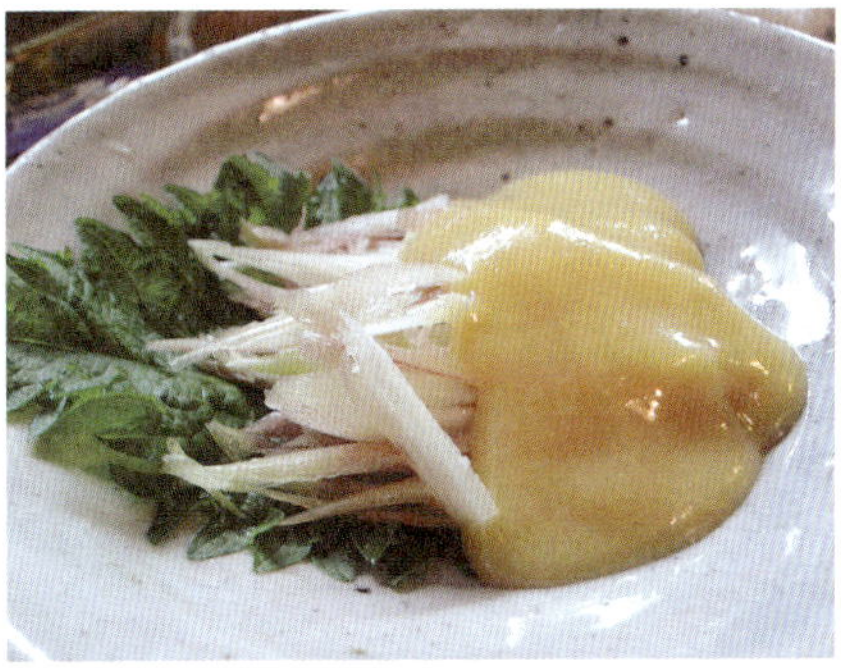

みょうが酢みそがけ

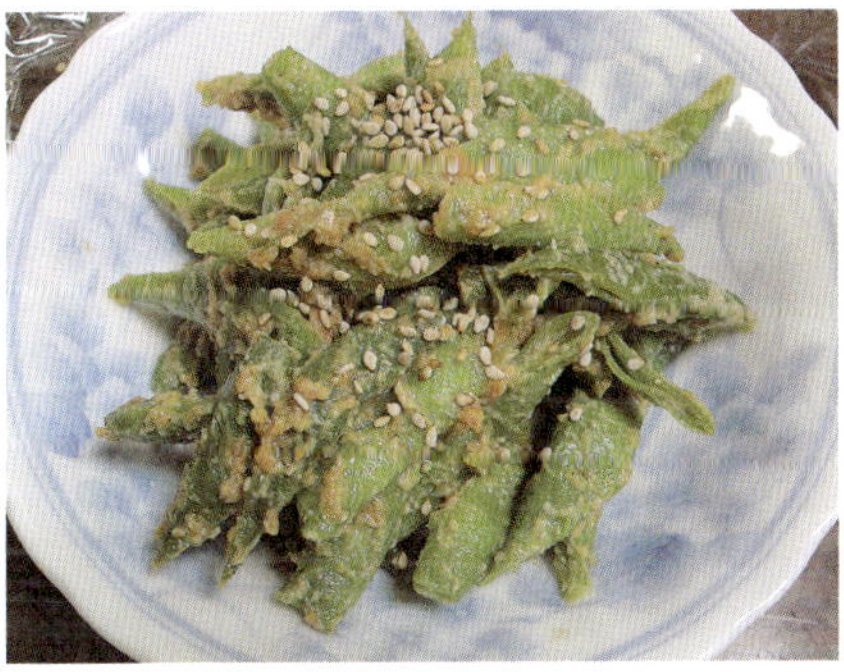

ささげのごまみそ和え

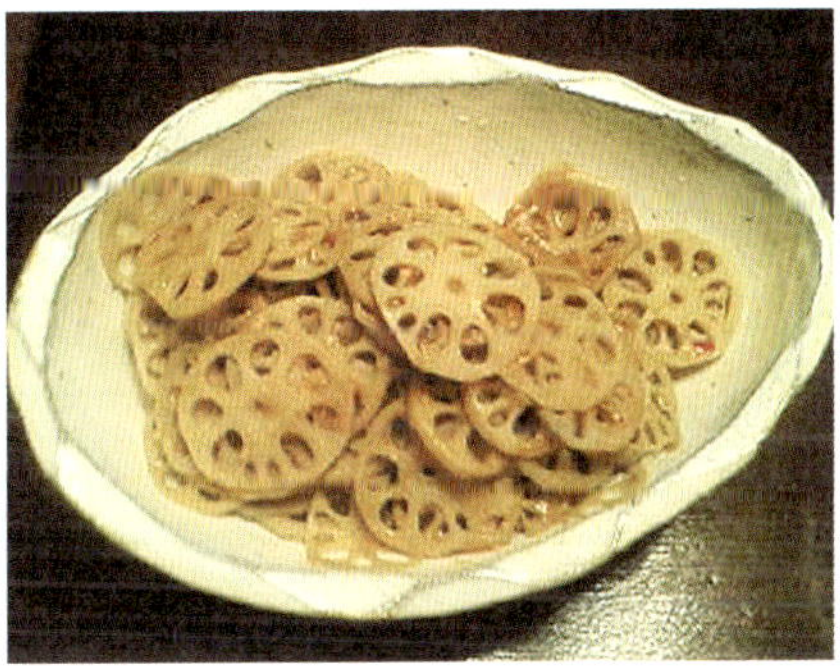

れんこん炒め

病気にならない体をつくるおかずの例②

「食と環境、本当の健康のために」

食を考えることは地球について考えること

生活習慣病が子どもにさえも及んでいる現代、飽食によって日本人の健康は大きくおびやかされています。私は、ごはん、みそ汁、漬け物、番茶という基本の食事に帰ることが日本人の健康をかろうじて支えるために不可欠だと考えています。

同時に、食について考える時、環境についても考えざるをえません。

あまり言われていませんが、日本人の食事が変わったことで、合成洗剤の使用量は莫大《ばくだい》に増えています。油分を洗うために使わなければならないからです。あるいは、海外から輸入されてきた食材は、魚だけでなく野菜にも大量の水を入れています。鮮度保持のためです。また、輸入食材は莫大な燃料もエネルギーもかかります。国内でも長距離運ばれればガソリンがかかります。食材の運送は地球温暖化にも影響しているのです。

また、家畜の糞尿《ふんにょう》は大きな汚染問題になっています。乳製品や肉に頼らざるをえない厳しい風土で生活している人々ならともかく、日本では魚も捕《と》れますし、米も野菜も育てられます。こうした面からも、和食中心の食事を提唱したいと思っています。和食の方が農業にも自然にも優しいからです。

また、食料自給率が30%程度になってしまった日本でも、米だけは、自給率がほぼ100%です。

ごはん中心の食事には緑があり、それが地球環境を守ることにもつながります。現代の私たちが健康を考えるということは、こうしたことも含まれるのだと思います。

P8・P12・P13の料理写真は「フーズアンドヘルス研究所」よりご提供いただきました。また、P9・P11の料理コーディネートは管理栄養士の沖さつきさんにご協力いただき編集部で撮影しました。

あなたを確実に健康にする

食生活改善7カ条＋おやつ

幕内流

順番に大切なことをあげてみました。
1条から7条、おやつまでひとつずつ見直してみましょう。

1条 一日に2回は、ごはんを食べる

現代の食生活の最大の問題は、カタカナ主食が増加したことによる砂糖と油脂類の摂《と》り過ぎです。それらを減らすには、一日2回、味付けなどされていないごはんを食べるようにしましょう。

2条 飲み物で熱量（カロリー）をとらない

液体からカロリーを摂《と》るのは、病人が点滴をするようなもの。清涼飲料水、缶コーヒー、乳酸菌飲料、スポーツ飲料、牛乳などはやめましょう。最高の飲み物は水かお茶です。

3条 夕食は8時までに食べる

夕食は文字どおり夕方に食べるものです。8時過ぎに食べると肥満や糖尿病が心配です。ライフスタイルに係わらず夜8時前に主食（でんぷん）を摂《と》り、8時以降の夜食は軽くしましょう。

食の改善のためのステップ 1

市販の総菜を上手に使おう

食事の基本は、その土地、その季節に採れたものを昔ながらの方法で食べることです。しかし、実現が可能でなければ意味がありません。忙しい人は市販の総菜を上手に使うことを考えるといいでしょう。時間がない中で「手作りを」とこだわると、簡単にできる油と砂糖を使った食事になりがちです。例えば、手作りの定番の野菜炒めは大量の油を使います。

それならば手作りにこだわらずに、煮物や和え物、おひたし、煮魚、焼き魚、旬のものなど、家で作るのは面倒だが、外食では食べにくいものを選ぶといいと思います。間違っても油いっぱいの揚げ物などは選ばないようにしてください。

また、野菜というとすぐにサラダ、という人がいますが、サラダにはドレッシングやマヨネーズを使いますから避《さ》けましょう。

4条 外

食はじょうずに選ぶ

現代で外食を避《さ》けることは困難です。毎日食べる場合は、揚げ物の少ない和の定食（野菜の煮物、焼き魚、煮魚、刺身など）、そば、うどん、すしなどを選びましょう。

5条 間

食は食事に影響しない程度に

体に良い食事でも、楽しみがなければ続きません。気分転換やストレス解消に、お酒や甘い菓子類が欲しくなるのもわかります。ただし、なるべく和菓子を中心にしましょう。

6条 副

食は季節の野菜、豆類、海藻《そう》類を中心に

現代の食生活は動物性食品を摂《と》り過ぎです。副食は季節の野菜や豆類、海藻《そう》類を中心にしてください。それらであっても煮物や和え物、おひたしを中心にして、あまり油を使ってないものを選んでください。

7条 動

物性食品は魚介類を中心に

動物性食品は魚介類、卵を中心に、肉類は多く摂《と》らないようにしましょう。ハム、ソーセージなど、食肉加工品は極力避けたいものです。

おやつ＋

甘いものは心の栄養

食事の改善といっても、禁欲的になっては続きません。人間には、心にも栄養が必要だからです。心の栄養として、時には「甘いもの」を摂《と》るのもよいと思います。

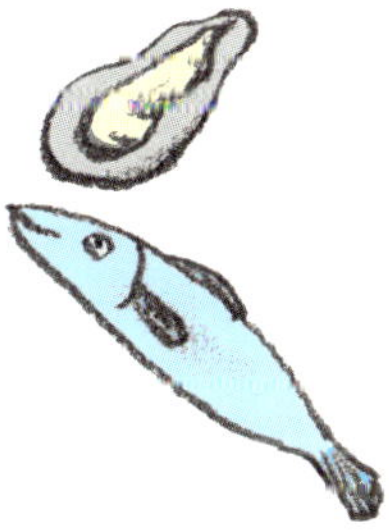

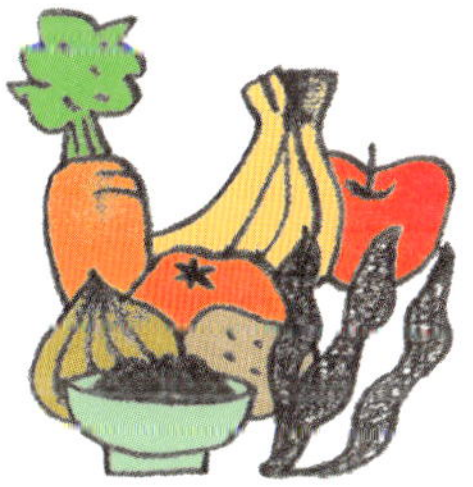

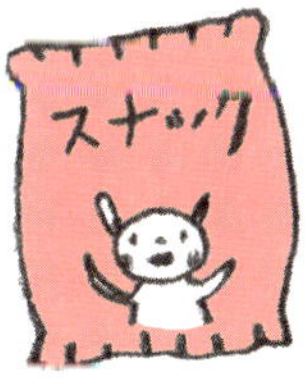

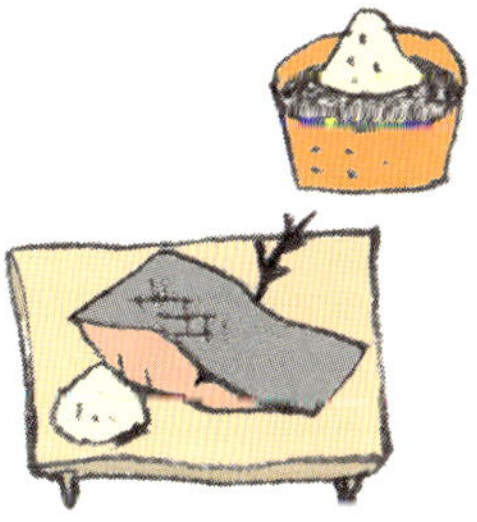

食の改善のためのステップ 2

外食では「何を避けるか」と考える

毎日必ず外食を取る人は決して少なくないはずです。外食も美味しいと思っているかもしれませんが、お店が利益を出すには１０００円の定食の材料費は数百円で抑えなければなりません。その上、時間と手間をかけずにある程度の満足のいく料理を作るわけですから、どうして油に頼ることになります。つまり、揚げ物、炒《いた》め物にソース、ケチャップ、マヨネーズなどの調味料を使うわけです。これでは病気にならない食事から遠ざかるばかりです。

外食でのポイントは、良い食事をしようと考えるのではなく、マイナスをできるだけ減らす食事です。目指すは「（プラスマイナス）ゼロの食事」と心がけてください。具体的には、焼き魚定食、のり巻き、釜飯定食などがおススメ。逆に、ピザ、ドーナツ、ホットドッグ、フライドチキンなどは絶対にやめましょう。

 イラスト／今井久恵

幕内式

簡単にできる！　すぐにやってみよう！

食生活A～E ランキングチェックリスト

あなたの食生活はどこを変えればいいのでしょうか?
幕内先生がズバリ診断します。

		はい	どちらともいえない	いいえ
1	ごはんは一日2回以上は食べている	15	8	0
2	夕食は夜8時前には食べている	15	8	0
3	外食は多くても一日に1回まで	10	5	0
4	飲み物でカロリーをとらない（清涼飲料水、缶コーヒー、乳酸菌飲料、栄養ドリンク、スポーツ飲料などは常飲しない）	9	5	0
5	朝食はごはん（米）を食べる	7	4	0
6	甘い菓子類（和菓子、洋菓子など）はほとんど食べない	7	4	0
7	アルコールは毎日は飲まない	7	4	0
8	肉よりも魚介類を食べることが多い	5	2	0
9	牛乳、乳製品はほとんど食べない	5	2	0
10	天ぷら、フライ類はほとんど食べない	5	2	0
11	野菜はサラダや炒め物より、煮物や和え物、おひたしなどが多い	5	2	0
12	ごはんは、玄米、分づき米、胚芽《はいが》米などを常食している	5	2	0
13	食品を購入する際は、「表示」を見る	5	2	0

出典／『主婦の友新実用BOOKS　幕内秀夫 病気にならない食べ方』主婦の友社（本体1,500円）

A ランク 100〜90点

あなたの食事は理想的といってよいと思います。正直に言って驚きました。

このまま続けていれば問題がありません。さらにできるという方は、食品の安全性について考えて欲しいと思います。お住まいの近くで採れた食材、それぞれの季節に合った食材をできるだけ食べること、さらに安全性の高い、信頼できるところから購入するといったことです。ただし、経済的な問題とも係わるので、余裕がないと難しい面もあります。取り組みやすいところから、たとえば調味料や水などからこだわってみてはいかがでしょうか。

B ランク 89〜70点

現代社会の中で、ここまでできていることに感心します。「いいえ」に○がつきやすいのは、２番の「夕食は夜８時前に食べている」といったあたりではないでしょうか。まずはこういったところから改善していくといいと思います。コンビニのおにぎりでもいいので、夕方６時から７時くらいの間に、ごはんのみの夕食をとりましょう。

それ以外に「いいえ」に○のついた部分でもそこを見直し、「はい」の点数の高い順に改善していくとさらに良くなります。

C ランク 69〜50点

少々問題がある食生活だといわざるをえません。ボーダーラインすれすれと考えてください。これ以上さがることは避けてください。

あなたのライフスタイルからはやむを得ない面もあるのかもしれませんが、このままの食生活を長期間続けることは勧められません。基本食である「ごはん、みそ汁、漬け物、番茶」を、しっかりと意識して、食事をとる時は思い出してください。外食であっても一日に２回はごはんを食べましょう。それができるようになってきたら、おかずのことも少しずつ考えてみてください。

D ランク 49〜30点

食生活を根本的に見直すことをお勧めします。このままの食生活を続けていくことは、生活習慣病への道を歩むことになりかねません。

外食やお弁当を中心にした食生活をしているのであれば、何を選ぶかを考え直してください。手作りが一番と家で食事を作っている場合は、手作りへのこだわりを捨てて、市販品を上手に使うことを考えてみてください。その上で余裕があれば、ごはんとみそ汁だけを作ってみてはどうでしょうか。そこに和食を中心として市販の常備食をそえるだけで十分です。これだけで、すぐにCランクになると思います。

E ランク 29〜0点

あえて言わせていただきますが、現状は食事とはいえません。このような食生活を長らく続けているとすれば、すでに体になんらかの不調があっても不思議ではありません。できるだけ早く根本的に見直すことを強くお勧めします。

改善としては、まず食事を作ることは考えず、良い市販品を買って食べることです。電子レンジで温めるだけのごはんもありますし、インスタントのみそ汁もあります。ともかく主食のごはんを食べることから始めてください。

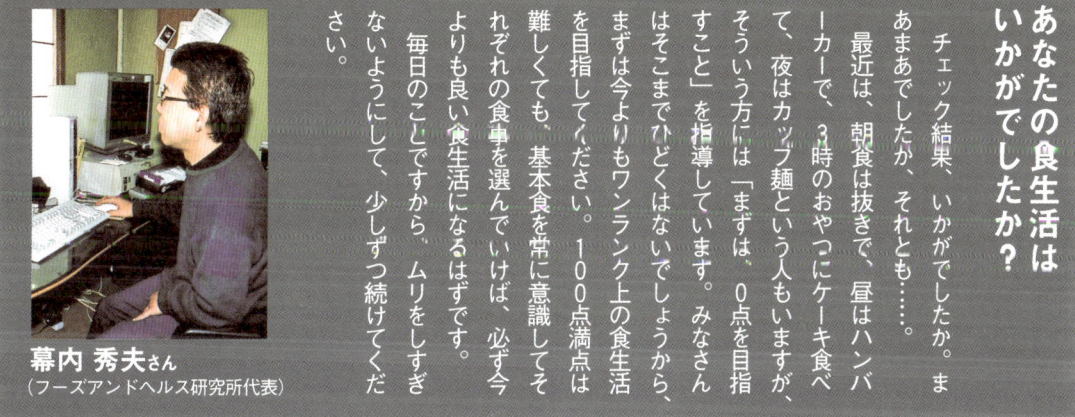

あなたの食生活はいかがでしたか？

チェック結果、いかがでしたか。まあまあでしたか、それとも……。

最近は、朝食は抜きで、昼はハンバーガーで、3時のおやつにケーキ食べて、夜はカップ麺という人もいますが、そういう方には「まずは、0点を目指すこと」を指導しています。みなさんはそこまでひどくはないでしょうから、まずは今よりもワンランク上の食生活を目指してください。100点満点は難しくても、基本食を常に意識してそれぞれの食事を選んでいけば、必ず今よりも良い食生活になるはずです。

毎日のことですから、ムリをしすぎないようにして、少しずつ続けてください。

幕内 秀夫さん
（フーズアンドヘルス研究所代表）

免疫力を最大限に生かして
病気を予防・治療するために

食事で高める免疫力

安保 徹
新潟大学大学院医歯学総合研究科教授

食事は血管や臓器をコントロールしている自律神経に、直接作用します。脂肪分の多い食品、甘い食品、冷たいものを摂りすぎるとこの自律神経のバランスが崩れ免疫力が低下します。また、心と体がバラバラの現代の栄養学だけでは、免疫力を高めることはなかなかたいへんです。病気になりにくい、丈夫な体をつくるための毎日の食事について考えます。

これだけ知れば健康になれる、食と免疫力のやさしい話

免疫とは、体になにかしらの異常が生じたときに、それを察知して修復する身体のシステムです。

がんやアレルギー疾患、糖尿病、高血圧、潰瘍《かいよう》性大腸炎、うつ病、腰痛といった病気や症状もすべて体を健康な状態に戻そうとする免疫の治癒反応であり、体内で免疫システムが正しく働いていれば、これらの病気は予防でき、かかったとしても治癒へと向かいます。

また、免疫は体内の血管や臓器をコントロールしている交感神経、副交感神経という自律神経と連動しています。そしてこの自律神経のバランスが崩れると免疫力が低下するのです。

食べ物は、自律神経に直接作用する働きが強く、例えば砂糖や脂肪分の摂《と》りすぎは交感神経を優位にし玄米、小魚、菜食中心の食生活は副交感神経を優位にします。

免疫力を高めるための毎日の食生活で大切なことは、副交感神経を優位にする食事を心がけることとです。さらに極度の交感神経優位、あるいは副交感神経優位の状態に自律神経が働かないようにするということも大切です。

心と体がバラバラの現代の食生活が危ない

消化管は、副交感神経に支配されているのでストレスがかかったときに無性に食べたくなるのは、たくさん食べて副交感神経を優位にして解消する体の反応です。

ご飯を食べ過ぎてしまう人やお菓子をたくさん食べてしまう人に、その行為を単独で解決させることは困難で、こういう人は仕事が忙しいとか、心に悩みがあるときに過食によって心身のバランスをとっています。

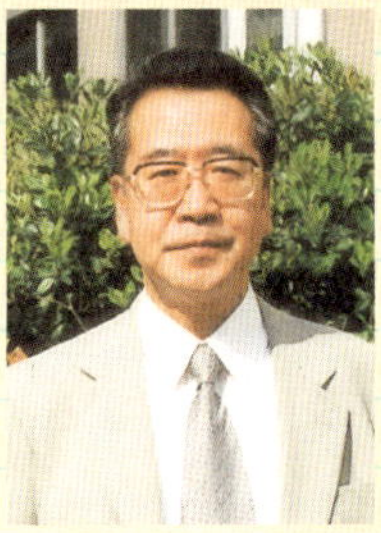

あぼとおる　1947年青森県生まれ。東北大学医学部卒業。1980年米国アラバマ州立大学留学中に、ヒトNK細胞抗原CD57に対するモノクローナル抗体（Leu－7）を作製。1989年胸腺外分化T細胞を発見。1996年白血球の自律神経支配のメカニズムを解明。2000年、百年来の通説、胃潰瘍＝胃酸説を覆す顆粒球説を発表し大きな衝撃を与える。英文論文の発表数は200本以上、国際的な場で精力的に活躍し続ける世界的免疫学者。著書に『未来免疫学』、『免疫革命』、『ガンは自分で治せる』『薬をやめると病気は治る』等、顆粒球・リンパ球理論で免疫学関連の著書多数。

　そういうときに、ただ食べるのをやめなさいと言っても解決策にはなりません。その引き金になっている辛さや悲しさを引き出して治すことが必要になります。

　たくさん食べる行為は、心身の辛さや悲しさを一時的には解消してくれますが、続けると肥満や運動不足になって自分の体をもてあまし一気に息がきれて交感神経優位になり免疫力が低下します。

　さらに過食し続けると今度は心臓や血管に負担がかかって狭心症、心筋梗塞《こうそく》、脳卒中、くも膜下出血という病気になります。

　肉が大好き、揚げ物が好きな人は高カロリーを体が要求していて、こういった嗜好《しこう》の人の生活スタイルを聞いてみると、長時間労働とか独特な生き方の偏《かたよ》りが背景にあります。長時間労動をしている人は、食事時間が短くなりますから野菜は不向きになり、カロリーの高い脂身の多い肉、揚げ物好きになるのではないでしょうか。

菓子パンとジュースの生活が今の子どもたちをダメにしている

　非行少年や登校拒否児とのカウンセリングに長年従事し、「心の荒れと糖との関連」を考究している岩手大学名誉教授の大沢博先生から学んだのですが、菓子パンとジュースの食事は子どもたち、若者にとってすごく食べやすい食事で、ご飯や野菜のおかずを食べるより菓子パンとジュースのほうが満ち足ります。

　甘いもの中心の食事は、血糖上昇が一気にきて元気になるメリットはありますが、インシュリンの分泌を誘発して1時間半、2時間後に激しい低血糖が生じるという弱点があります。

　すると、さっきまで元気だった若者が、なんか急にイライラしてけだるそうにして、ささいなことにも頭にくる、怒り出すという行動をします。

　私たちは低血糖になったとき、ジュースがあるとそのまま血糖をもとに戻せるのですが、まわりにジュースがないときは、交感神経が緊張してアドレナリンの作用で血糖を上げます。これがキレる現象です。

　キレた後は血糖値が元に戻っているのでさっぱりしてケロッとしていますが、その間に物を投げたり、暴力をふるうという独特の過激な行動に走りますので、甘いもので元気を出しても、すぐ元気を失いキレる原因になります。

生活の乱れは普通に生きているレベルまで広がっている

　先日の週末の朝早く、コーヒーショップに立ち寄ったときのことですが、朝食にコーヒーと菓子パンを食べている若い人たちがたくさんいました。中にはコーヒーの代わりにジュースを飲んでいる人

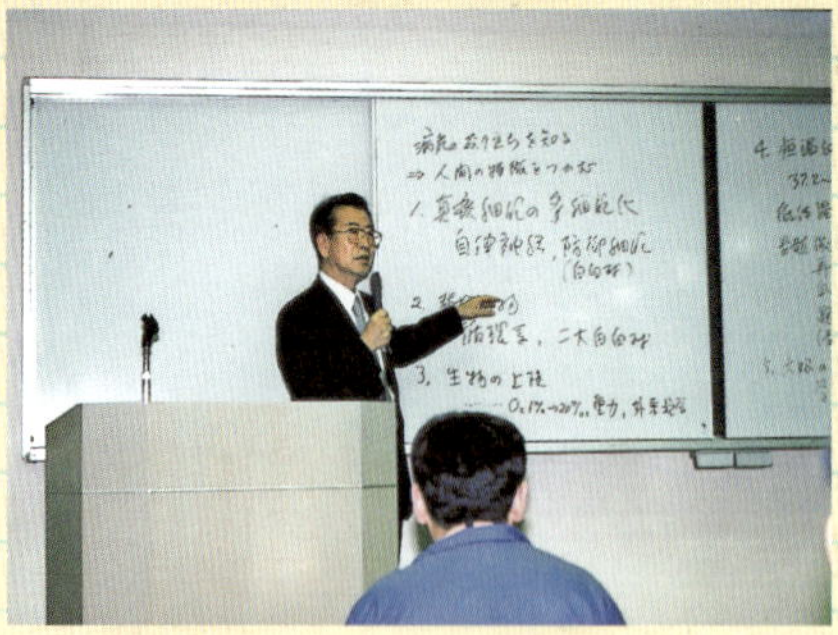

「日本自律神経免疫治療研究会」で講義をする安保先生。

人もいました。

この光景には私も驚いたのですが、食生活の乱れは普通の人が普通に生きているレベルまで広がっています。

パンとジュース、パンとコーヒーというカタカナ料理はおしゃれな面があり、朝食として日常的に広がっていますが、こういった食事は、お昼まで体が持たずに午前中に低血糖になってイライラして冷静さを失う危険性があります。

ご飯を炊《た》いて、みそ汁を作って、野菜の煮付けを食べる、という朝ご飯を、病気にならないための食事の基本として多くの人に実行してもらいたいですね。

体にたまった毒の排出を助ける食物繊維

収穫したばかりの野菜や果物も新鮮ですけれど、命のある状態の生き物がいちばん新鮮です。

人間の体内で活動している酵素は腸内細菌の中で生きています。

そして、体内を健康に保つには、この酵素を育てるのに適した、きれいな腸内環境をつくることが大切で、そのためにも食物繊維は重要な役目をしています。

体にたまった毒の排出方法としては便からの排出がおよそ75パーセント。便の量が増えていろんな老廃物を出すとか、腸内細菌が増えて腐敗がおこらないように体調を整えるには、食物繊維なしには不可能です。

パンとジュースには食物繊維はありませんし、野菜サラダには食物繊維が含まれていますが量的に摂《と》れません。特にサラダ菜類はボリュームが多くみえますが、食物繊維の量は少ないのです。

食物繊維の豊富な野菜の煮付け、切干大根、ひじき、おからなどの料理を食べると一気に便の量が増えて、腐敗臭が減って、体に入ってくる重金属でもなんでも排泄《はいせつ》してくれます。

便秘している人は血液が汚れている

先日、新谷《しんや》弘実先生（米国アルバート・アインシュタイン医科大学外科教授）の講演を聞いたとき「腐敗した腸内ガスは火山噴火で出る有害ガスよりも有害で、硫化水素やメタンガスをたくさん出す」と言われていました。

よくトイレにかけ込んだとき前の人の臭いが残っていることがあります。腸で発生した有害物質は、腸管壁から血液中に吸収されますので人間の出すガスが、おのれの体を汚していると同時に、地球環境を汚染しています。

ということは、一人ひとりが健康になれば、血液の汚れも浄化されて地球環境もきれいになるということにもつながりますし、このような研究がすすめば、少し飛躍しますが今、世界で危惧《きぐ》されている地球温暖化による環境負荷対策にもなるのではないでしょうか。

今日のおかずに迷ったら・体調の悪さを感じたら

体が喜ぶ食材パワーで免疫力アップ

10の方法

免疫が正しく働いていると体は病気になりにくく、自然治癒力も高まります。健康に暮らすには日頃から免疫力アップの生活を心がけることが大切ですが、中でも食事は重要な役割を持っています。無理せず、こだわりすぎず、心も体も快調になる食事の摂り方を安保先生にお伺いしました。

1 体を温める食品

冷蔵庫で冷やした食品、アイスクリームやゼリーは一時的に元気が出るので疲れたときに食べたくなりますが、体温を下げて血管を収縮させ、血行が悪くなり免疫力を低下させます。食べ物は一度胃に停滞してから腸に行くので、冷たさも多少は軽減されるのですが、冷たい飲み物はそのまま胃を通過して腸を冷やすのでもっと危険です。

温かい食べ物が中心になって体温が上がると、血管が拡張して血行がよくなり副交感神経が優位になります。また尿、汗、便の排泄が活発になり、新陳代謝がよくなり免疫力が高まります。

朝起きたときの体温が、36℃以下の人は低体温なので、体を温める作用のある根菜類やしょうが、にんにく、ねぎ、にらなどの素材を積極的に摂《と》るように心がけて下さい。

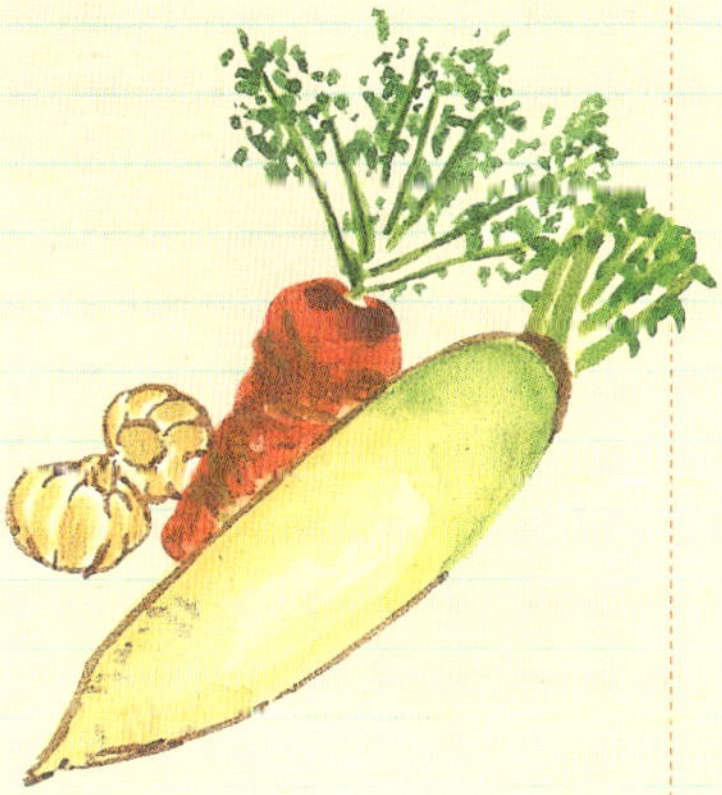

にんにく、しょうが、ねぎ、里いも、大根、にんじん、しそ、みょうが、にら、もち米、大麦、えび、栗、くるみ、梅、桃、さくらんぼ、黒砂糖、酢

2 すっぱい、苦い、いやいや食品

体には不快なものが入ってくるとそれを察知して排出しようとする反応が備わっています。これは排泄反射で、自律神経のうち副交感神経が司っています。すっぱい、苦い食品は、この排泄反射を促し副交感神経が優位になるので免疫力が高まります。

例えば梅干しを食べて酸っぱい味覚が生じると、唾液《だえき》が分泌されて胃腸の消化活動が活発になるのも、副交感神経が優位になるからです。また、副交感神経が優位になると血管が拡張して血行もよくなります。他にも、酢や梅干しの酸味のもとであるクエン酸は、疲労回復に効果があり、わさびの辛み成分には肝臓の解毒作用があります。

でも摂り過ぎは胃腸に負担をかけ、交換神経を優位にしてしまうので、適度に少量を使用するのがポイントです。

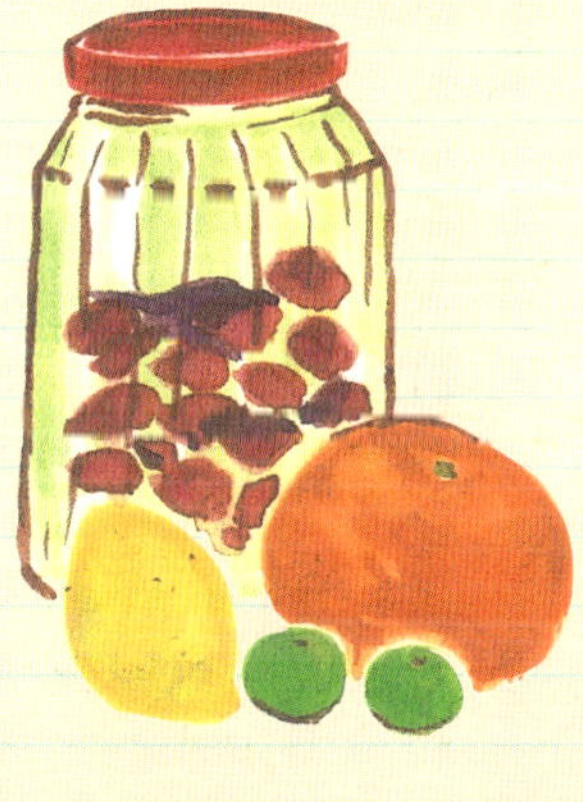

酢、梅干し、ゆず、レモン、にがうり、ピーマン、しそ、うこん、ねぎ、しょうが、わさび、貝割れ大根、山椒《さんしょう》、唐辛子、こしょう、からし

3 食物繊維たっぷり食品

食物繊維は不消化多糖類と呼ばれ腸管で消化されにくく、食べるとこの食物繊維をなんとか消化しようとして腸管の運動が活発になり、副交感神経が優位になります。

さらに便通を促したり、老化や病気の原因となる活性酸素を吸着して体外へ排泄する毒だし効果もありますが、食べ過ぎると負荷がかかりすぎて腸管が疲労する恐れもあるのでご注意を。

ごぼう、たけのこ、かぼちゃ、ブロッコリー、モロヘイヤ、オクラ、しいたけ、まいたけ、なめこ、わかめ、ひじき、玄米、麦、雑穀、りんご、バナナ、いちご

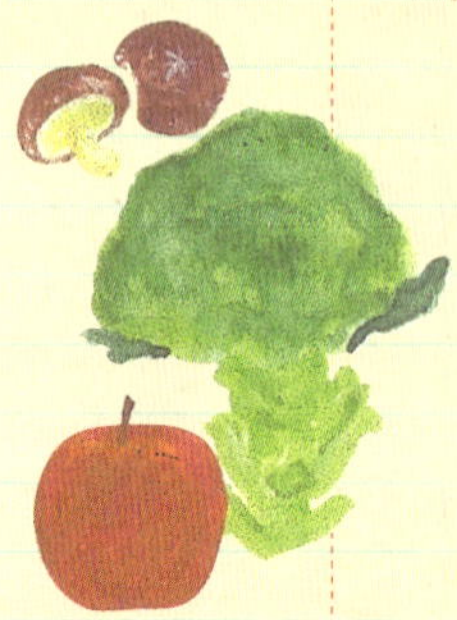

4 腸を元気にする発酵食品

発酵食品には腸内の有効菌を増やし、腐敗菌を排除して腸管の働きを整え免疫力を高め老化を防ぐ働きがあります。

発酵食品は食べ物の消化吸収力を高めますので、納豆、みそ汁、漬け物などを朝食で食べることは、朝に動き出したばかりの腸管にとっても負荷がかからず理にかなっています。

また、発酵には食品を腐敗しにくくし、消化吸収がよくなるといった効果もあります。

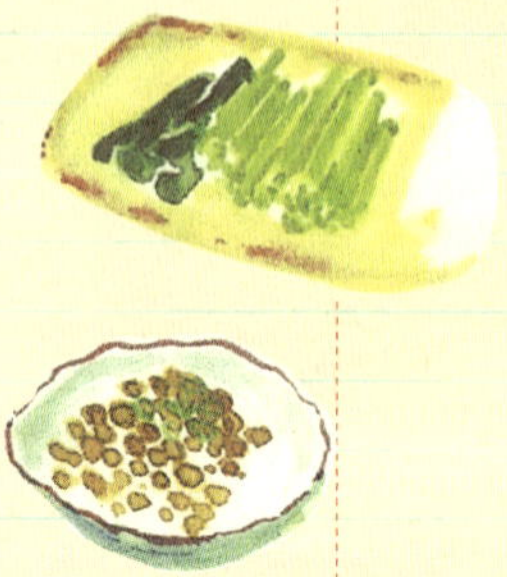

みそ、しょうゆ、納豆、食酢、ぬかみそ漬け、たくあん、甘酒、キムチ、テンペ、チーズ、ヨーグルト、乳酸菌飲料

5 命をまるごといただく全体食品

全体食品は、玄米、小エビ、小魚などの生きていたままの姿をしている食品のことで、魚の切り身や牛や豚の食肉の部位、皮や種を取り除いて食べる野菜や果物と違い、それらが生きていくために必要な栄養素が丸ごと含まれています。

一つの食品で多くの栄養があり命力もある全体食品を摂ることは、健康増進や病気回復にたいへん役立ちます。

玄米、麦、雑穀、小エビ、小魚、白魚、ししゃも、わかさぎ、小あじ、いわし、大豆、枝豆、いんげん豆、白ゴマ、黒ゴマ

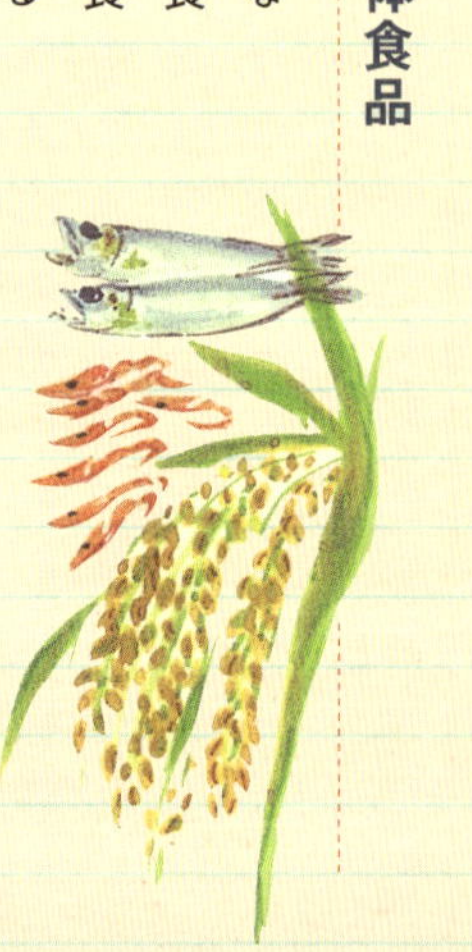

6 血液をサラサラにする食品

血液がサラサラからドロドロになる原因は低体温が関係していたり、水分不足が関係していたり、食生活の不摂生が原因だったりします。

血液ドロドロ状態が続くと高血圧、高血糖、動脈硬化、脳血栓《けっせん》、心筋梗塞《こうそく》の要因になるといわれています。一過性の血液ドロドロ状態から脱するには、食事の前後や食事中に水分を摂ることを心がけて下さい。慢性の血液ドロドロ状態は、体を温める食べ物を意識して摂り、低体温を解消することです。

体が温まると血行がよくなるので血液ドロドロがサラサラになります。梅干しや酢など酸っぱくて排泄反射を促す食品、納豆やみそ、しょうゆなど発酵食品に含まれるイソフラボンにも血流をよくする作用があります。

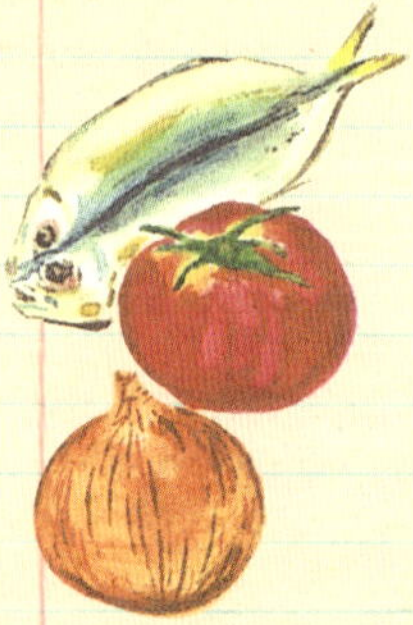

7 適量の塩分を摂る

塩分の摂《と》りすぎは高血圧の発症に関与し、心臓病や腎臓病を悪化させたりします。一日の摂取量の目安が公的機関などで推奨《すいしょう》されていますが、生活環境や仕事の質によって代謝エネルギーが違うため摂取量にも違いがあって当然です。健康のための減塩運動がありますが、健康な人が無理に減塩をすると代謝が低下して低体温になるという報告もあります。

栄養学から見ると、塩分を控えるとナトリウムが減少します。ナトリウムが欠乏すると成長停滞、皮膚乾燥、被毛脱落、疲労、胃酸の減少、食欲不振などをきたします。急速な欠乏の場合は、めまい、失神などを起こします。

8 適量の水分を摂る

水分は汗をかく人は多く水を摂る、汗をかかない人は少なくてもいいと自分の感性で決めなくてはいけません。

腸管のなかで消化の働きを助ける水分は副交感神経の働きを優位にして体の免疫力を高めます。

健康な人は腎《じん》機能がしっかりしているので多く飲んでも体が尿にして排出してくれます。そのときにいろいろな老廃物も出ますが、極度に飲み過ぎるとこんどは冷えが心配です。

一方、水分が足りないと免疫力も弱まります。また、血液もドロドロ状態となり手足の先や体内の各臓器の末端まで血液が流れにくくなるため、がんや腎臓病、糖尿病、膠原《こうげん》病、脳卒中や心筋梗塞《こうそく》、高血圧などあらゆる病気の発症リスクも高まります。

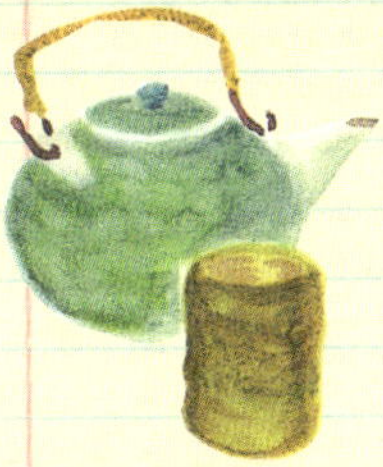

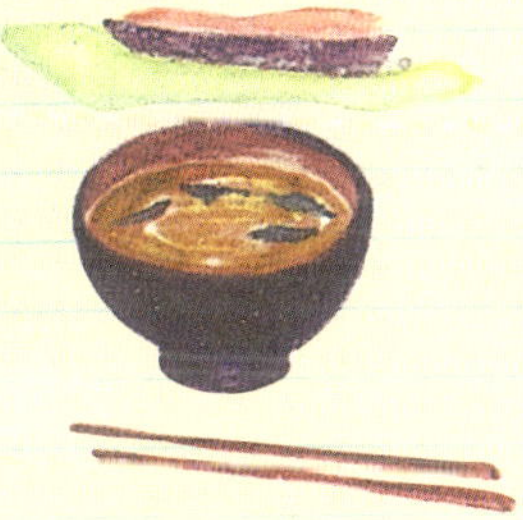

9 神経質にならず楽しく食べる

食材のよい悪いを決めつけたり、一日の食べる量にこだわったりと食事に必要以上に神経質になっていると、食事そのものがストレスになります。

そういう気持ちでいくら副交感神経を優位にする食事を選んでも、ストレスで交感神経が優位になっては何にもなりません。

楽しい食事は、リラックスでき、食もすすみ、ストレスを解消して免疫力を高めます。そして、なによりも食材パワーを効率よく摂り入れることができます。

神経質にならず、楽しく、できればゆっくりと食べるのがもう一つの免疫力を高めるポイントです。

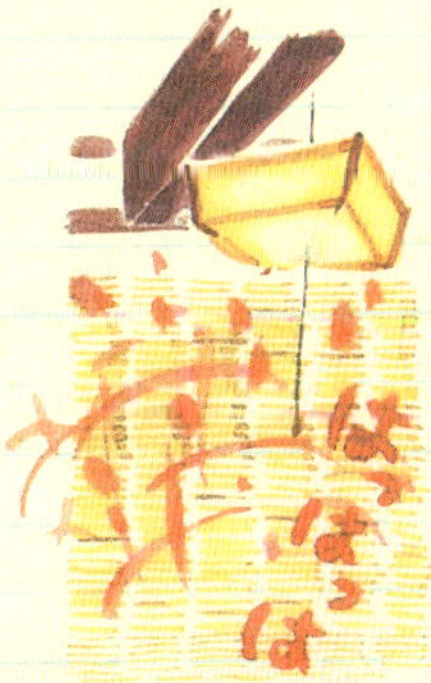

10 適量を自分にあった食べ方で摂る

私は今、玄米が食の基本になっています。朝食は玄米ご飯を軽く一膳《いちぜん》、昼食は玄米ご飯をお弁当にして、夕食は晩酌するので、その日の酒量にあわせて摂取エネルギーを調整しています。

玄米菜食にしておかずも変わりました。野菜と魚は毎日食べますが、肉類は回数が減りました。

でも、ご飯は玄米だけと決めているわけではありません。大好きなたらこは白米の方が美味しくいただけます。食べ物をあれはよい、これはだめと自分のなかで規則のようにきめつけては食がおいしくありません。それでは修行と同じです。

玄米ご飯にしてから体温が上がって、風邪もひかなくなりました。免疫力が高まった結果だと思います。

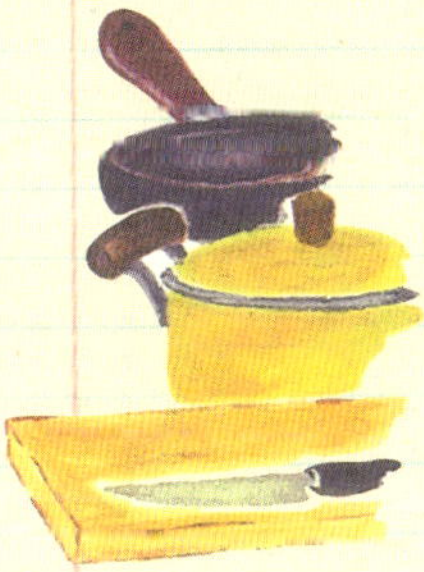

 イラスト／うえはらゆうき

体の不調は冷えと血液の汚れから

冷えを防ぎ血液をきれいにする食生活

石原結實《ゆうみ》（イシハラクリニック院長）

医師数、医療費は増えても、病気に悩む人の数はいっこうに減りません。「現代病の原因は、ほとんどが冷えと食べ過ぎによる血液の汚れにある」と、指摘する石原先生に、冷えを防ぎ、血液をきれいにして、病気にならない体をつくる食生活の基本についてお聞きしました。

体温の低下ががん増加の要因

日本人の死亡原因の第1位（約30％）はがんですが、がん細胞は39・6℃以上で死滅し、35℃でいちばん増殖します。日本人の平均体温は、これまで36・5～36・8℃とされてきましたが、実際には36℃前後で、35℃台の人も多いので、がんが増えるわけです。

人間の臓器の中で、心臓と脾臓《ひぞう》にはがんはできません。血液を全身に送り出す運動を続けている心臓は、重さが体重のわずか0・5％しかないのに、およそ11％の熱を産み出して高温を保っています。また、脾臓は赤血球を貯蔵している臓器で、赤い色をしているのは温度が高いからです。

逆に、がんになりやすい臓器は、食道、胃、大腸、子宮、卵巣《らんそう》、肺などです。これらの臓器は管状で中が空洞になっていて外気の影響を受けやすく、温度が低くなりがちで、がんができやすいのです。

これまで、現代医療の医者は、がんを切ることや化学療法を使うことしか考えていませんでしたが、近年になってようやく温熱療法や加熱療法が取り入れられ、効果を上げています。

「冷えは万病の元」冷えると免疫力も低下

「冷え」が招く病気は、がんばかりではありません。冷えると血液の流れが滞《とどこお》って、ドロドロの状態「瘀血《おけつ》」になりやすく、病気にかかりやすくなります。

「冷え症」「むくみ」「肥満」「アレルギー」「生理不順」「生理痛」「慢性疲労症候群」などの症状から「肺炎」「気管支炎」「肝炎」などの感染症、「高血圧」「高脂血症」「痛風」「糖尿病」「動脈硬化」「心筋梗《こう》塞《そく》」「脳梗塞」などの生活習慣病、「膠原《こうげん》病」などの難病まで、あらゆる病気の要因に冷えがあります。

人間のあらゆる生命活動は酵素を触媒とした化学反応によって進められていますが、その酵素が最も働く温度は36・5℃前後といわれます。それ以下の温度になると酵素はうまく働けず、細胞の新陳

体が冷えると、がん細胞が増殖し免疫機能も低下する

代謝が悪くなり、内臓機能が低下して体が衰弱します。また免疫機能の中心的な働きをする白血球の働きが低下してしまいます。体温が1℃下がると、免疫力が30数％も落ちるともいわれます。

足とお腹の冷えに要注意 汗かき、むくみも冷えから

「頭寒足熱《ずかんそくねつ》」というように上半身が冷えて下半身が温かいのが健康な状態です。漢方ではヘソから下にある腎臓、副腎、泌尿器、生殖器を合わせて「腎」といい、下半身に生命の源があるとしています。

歳をとると足腰や膝《ひざ》が痛くなって下半身が細くなり、目がかすみ、耳が悪くなり、歯がなくなります。お年寄りのこうした症状はすべて「腎虚《じんきょ》」といい、腎（下半身）が弱って冷えたことが原因です。

冷え症はお腹の冷たさ、汗の量、むくみなどで分かります。例えば「自分は暑がりで汗かきだ」「手足がほてる」という人で、お腹が冷たい人がたくさんいます。

漢方では「お腹《なか》」は「お中《なか》」といい、体の中心と考えます。ですから、体の中心が冷えていたら、たとえ手足が熱く感じたとしても、冷え症と考えられるのです。

汗をたくさんかくのも体の中に水分が多いからで、本当の汗は、十分に運動をしたときにかく汗です。ちょっと動いただけ、食事をするだけで大汗をかくのは、体内の余分な水分を捨てて温めようとする体の自然な反応です。

むくみの成分は水です。むくむ人は冷え症で、漢方でいう水毒《すいどく》の傾向があります。冷や汗も水分を捨てて体を温め、ストレスに対抗しようとする体の反応です。

「冷え」・「瘀血《おけつ》」のサインを見逃すと生命の一大事に

冷え・瘀血《おけつ》の目に見える症状として、「赤ら顔」「目の下のクマ」「歯茎に紫色の色素が沈着」「クモ状血管腫（毛細血管が皮膚を透してクモの脚のように見える症状。肝硬変や妊婦、避妊薬使用時などに現れる）」「手掌紅斑《しゅしょうこうはん》（親指や小指のつけ根の下などのふくらんだ部分が赤い斑点《はんてん》状になる症状。肝硬変などの肝臓障害があると現れる）」「下肢静脈瘤《りゅう》（下肢の静脈の血液が流れずに溜《た》まって血管にこぶができたようになる症状）」などが現れます。

自覚症状としては「イライラ」「不安」「不眠」「発疹」「ドキドキ（動悸《どうき》）」「息苦しさ」「肩こり」「吐

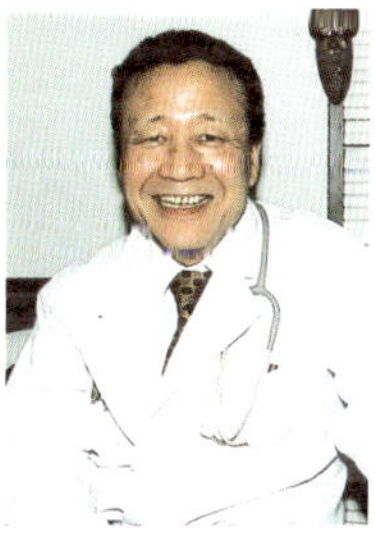

いしはら ゆうみ
1948年（昭和23年）長崎市生まれ。長崎大学医学部卒。専攻は血液内科。医学博士。大学院時代にスイスのベンナー病院などで、自然療法の最前線を研究。その後、長崎大学大学院医学研究科博士課程にてスポーツ医学と栄養学の面から白血球の働きを研究。イシハラ・クリニック院長。伊豆に断食保養所（ヒポクラティック・サナトリウム）を持ち、漢方と食事療法指導によるユニークな治療法を行っている。

冷え・瘀血《おけつ》のサインを見逃さずにチェックして病気を未然に防ぐ

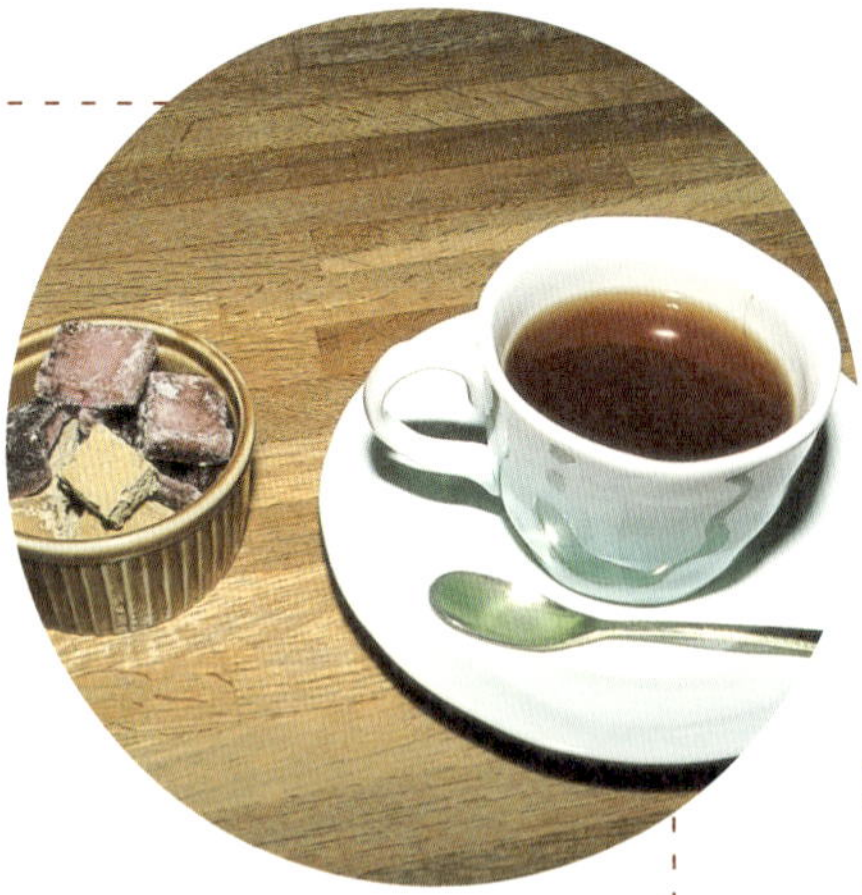

生姜《しょうが》紅茶と黒砂糖。熱い紅茶に生姜のすりおろしを入れ、黒砂糖を加えて飲みます。

き気」「咳《せき》」「口内炎」「口臭」「頭痛」「神経痛」「腰痛」「生理痛」などの症状が現れます。

「痛み」は体に現れる「瘀血《おけつ》」の黄信号です。体内が冷えると、血液の流れが滞《とどこお》って痛みが起きやすくなります。また、血液中の老廃物が増えると血流が悪くなり痛みが発生します。さらに下半身が冷えて血流が悪くなると、「下肢の冷え」「しびれ」「むくみ」が現れ、大腸、膀胱《ぼうこう》、子宮などの機能が低下し、「便秘」「乏尿《ぼうにょう》（尿の出が悪くなる）」「むくみ」「生理不順」などの症状も出てきます。

突然死した人の90%は、死の1週間から1か月前に家族など周囲の人が「動悸《どうき》」「肩こり」「頭痛」「赤ら顔」「目の下のクマ」「鼻出血」などのサインに気づいていたそうです。このサインの見逃しが生命の一大事につながりかねないので十分な注意が必要です。

体を温める食物を摂り「冷え」を解消

冷えや低体温の原因として運動不足（特に下半身の筋肉運動の不足）、減塩、水分の摂《と》りすぎ、クーラーや体を冷やす食べ物中心の夏型生活、ストレス、化学薬品の摂りすぎ、などがあげられます。

日頃からウォーキングやスクワットなどで下半身の筋肉を鍛《きた》えるとともに、体を温める食べ物を摂ることが大切です。

一般に、固くて色の濃い物は体を温めます。例えば、太陽や火は赤く、物を燃やすと黒くなります。人間は、生まれたときは赤ちゃんと呼ばれるように体が赤く、非常に体温が高い状態です。赤、黒、橙《だいだい》は体を温めます。ところが、歳をとるにつれてだんだん体温が下がり、皮膚も白くなって、白髪、白内障、白斑《はくはん》ができ、最後は白くなって死にます。雪は白く、水は青く、葉は緑に見えます。白、青、緑は冷たく、体を冷やします。

ですから、体を温めるには白米より玄米、牛乳よりチーズ、白ワインより赤ワイン、緑茶より紅茶、白砂糖より黒砂糖、葉菜より根菜というように、色の濃い食物が適しています。

現代人の食事の欠点は、米や麦、砂糖などを精白して、種皮、果皮、胚芽《はいが》などのビタミンやミネラル、食物繊維、ポリフェノールなどの生理活性物質（人体によい影響を与える物質）を含む部分を取り除いてしまっていることです。

玄米などの未精白の穀類《こくるい》や豆類

自然摂理に合せて体を温める全体食を食べる

・ナッツ類などの種実類《しゅじつるい》には胚芽《はいが》が残されており、蒔《ま》くと芽が出てきます。生命に必要な全ての成分が含まれており、完全栄養食品ともいわれます。体を温め、生命に必要な栄養成分を摂取するには、玄米など精白していない穀類や種実類など、丸ごと食べる全体食を摂るとよいでしょう。

食べ物は住んでいる土地でできる旬の物を摂るのが自然の摂理に合っています。それを身土不二《しんどふじ》といい、身土不二に反した食物を摂ると体を冷やします。特に暑い気候の南方産の食物は体を冷やす性質が強いので冬に食べるのはよくありません。冷え症の人は夏でも控えめにするほうがよいでしょう。

少食が血液をきれいにし、病気を治す

冷え以外に血液を汚す最大の要因は食べ過ぎです。食べ過ぎると血液中にコレステロールや糖などの余剰物が増え、血液が汚れてドロドロになり、高脂血症、動脈硬化、糖尿病などのさまざまな生活習慣病を招くことになります。

また、食べ過ぎると消化のために胃腸に血液が集まり、他の臓器に回る血液の量が少なくなり、働きが悪くなって排泄《はいせつ》がおろそかになります。ですから、食べ過ぎるとかえって便秘や尿の出が悪くなり、老廃物が溜《た》まってさまざまな病気を引き起こすことになります。

逆に少食にすると便や尿の排泄《はいせつ》が促進されるので血液がきれいになります。その究極の状態が断食です。断食中は宿便や濃い尿、痰《たん》、吐息の悪臭、舌苔《ぜったい》（舌の表面に付着した白または黄褐色の苔《こけ》のようなもの）などが出て、体内の毒素や老廃物が排泄されます。

しかも断食をすると食物を消化する必要がないので胃腸に血液が集中せずに他の臓器に血液がたくさん供給され、細胞の新陳代謝が活発になって臓器の働きがよくなり病気も治ります。

ニンジン・リンゴジュースの「朝だけ断食」で体内浄化

忙しい現代人には本格的な断食は難しいので、朝だけ食事を抜く「朝だけ断食」をおすすめします。

朝はニンジン・リンゴジュースか生姜《しょうが》紅茶だけ、昼はソバ、夜はアルコールも含めて好きな物を好きなだけ食べます。朝、昼は物足りなくても夜は好きな物を食べられ、アルコールも摂ってよいので

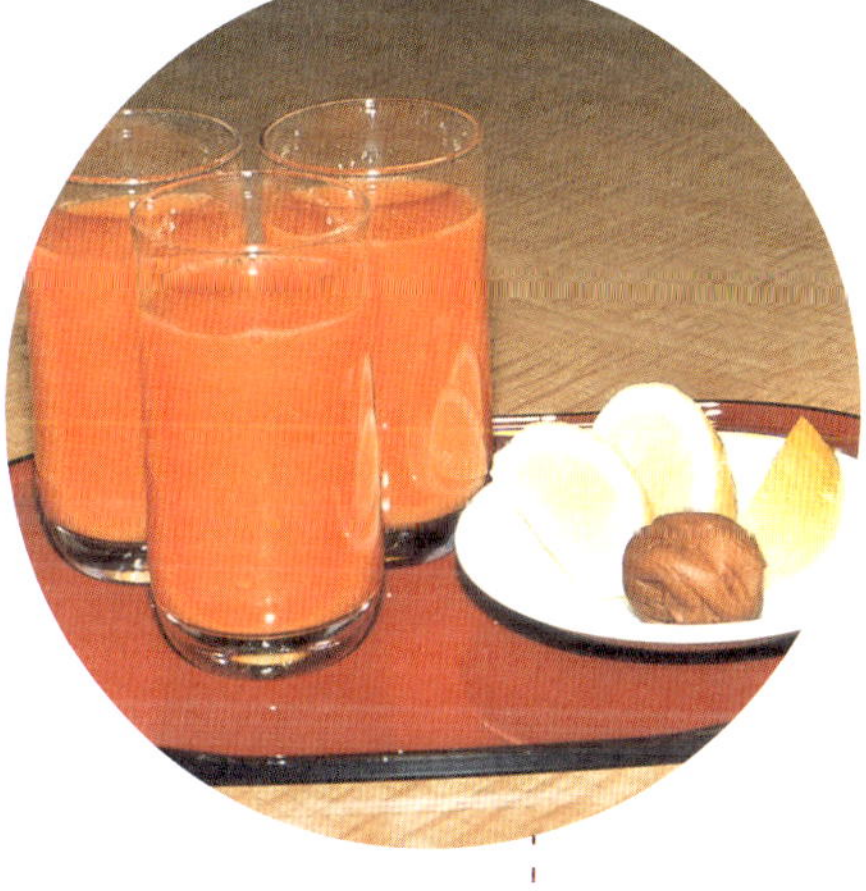

ニンジン・リンゴジュース。ニンジン2本とリンゴ1個をミキサーにかけて作ります。皮、芯も丸ごと使います。体を温め、疲労回復・消化を助ける梅干しやレモンも摂るとよいでしょう。

少食生活を楽しむことが、病気知らずで、元気に生きる秘訣

ストレスも軽減できるでしょう。

よく「朝は頭脳を働かせるためにも、しっかり食べなさい」という医師や栄養学者も大勢いますが、脳はブドウ糖をエネルギー源にしているので糖分とビタミン、ミネラルをたっぷり含むニンジン・リンゴジュースだけで十分です。

ニンジンとリンゴには人間に必要なミネラルとビタミンが全部含まれていますし、食物繊維も豊富です。実際にニンジン・リンゴジュースを飲むと、お通じ、尿の出がよくなります。排泄がよくなると、体内の老廃物や毒素、過剰な塩分が抜け、肝機能がよくなり、血圧、尿酸値も下がるなど、素晴らしい効果が出ます。

生姜《しょうが》紅茶で体を温め、体の中から健康に

生姜《しょうが》紅茶を飲んで「便秘が治った」「尿がたくさん出るようになってむくみがなくなった」「体が温まって肩こりや筋肉痛、頭痛など痛みが軽くなった」など、たくさんの効果が報告されています。

生姜は昔から漢方で用いられ、安中散《あんちゅうさん》（胃薬）、小柴胡湯《しょうさいことう》（肝臓薬）、葛根湯《かっこんとう》（風邪薬）をはじめとする漢方薬のほとんどに入っています。また、生姜には「血管を拡張し、血流をよくして血圧を下げる」「血栓《けっせん》を溶かす」「殺菌」「抗ウィルス」「胃液や唾液の分泌を促す」「脳の血流をよくして、うつを防ぐ」などの作用があると、現代医学でも報告されています。南方産の緑茶は体を冷やしますが、熱を加えて発酵させ、紅茶にすると体を温める食物に変わります。黒砂糖かはちみつを加えると糖分の補給にも最適な飲み物になります。

私の食事は、朝はニンジン・リンゴジュース2杯に黒砂糖入り生姜紅茶を1杯、昼は取材を受けながら黒砂糖入り生姜紅茶を2杯、夕食は玄米ごはん、みそ汁、納豆、豆腐、魚など和食を中心にビールの大ビン1本と焼酎を1～2合。

週に4～5日は伊豆の自宅から車、在来線、新幹線、タクシーを乗り継いで東京の診療所まで、片道約2時間を往復。週に2～3日は伊豆の保養所で健康相談や講演を行い、その間にテレビやラジオへの出演と全国各地での講演、単行本の執筆。さらに、毎日3～4キロメートルのジョギングと週に3～4回のウエイトトレーニングを行っており、すこぶる元気です。

皆さんも、少食と運動で冷えを解消し、血液をきれいにして、健康で長生きを実現してください。

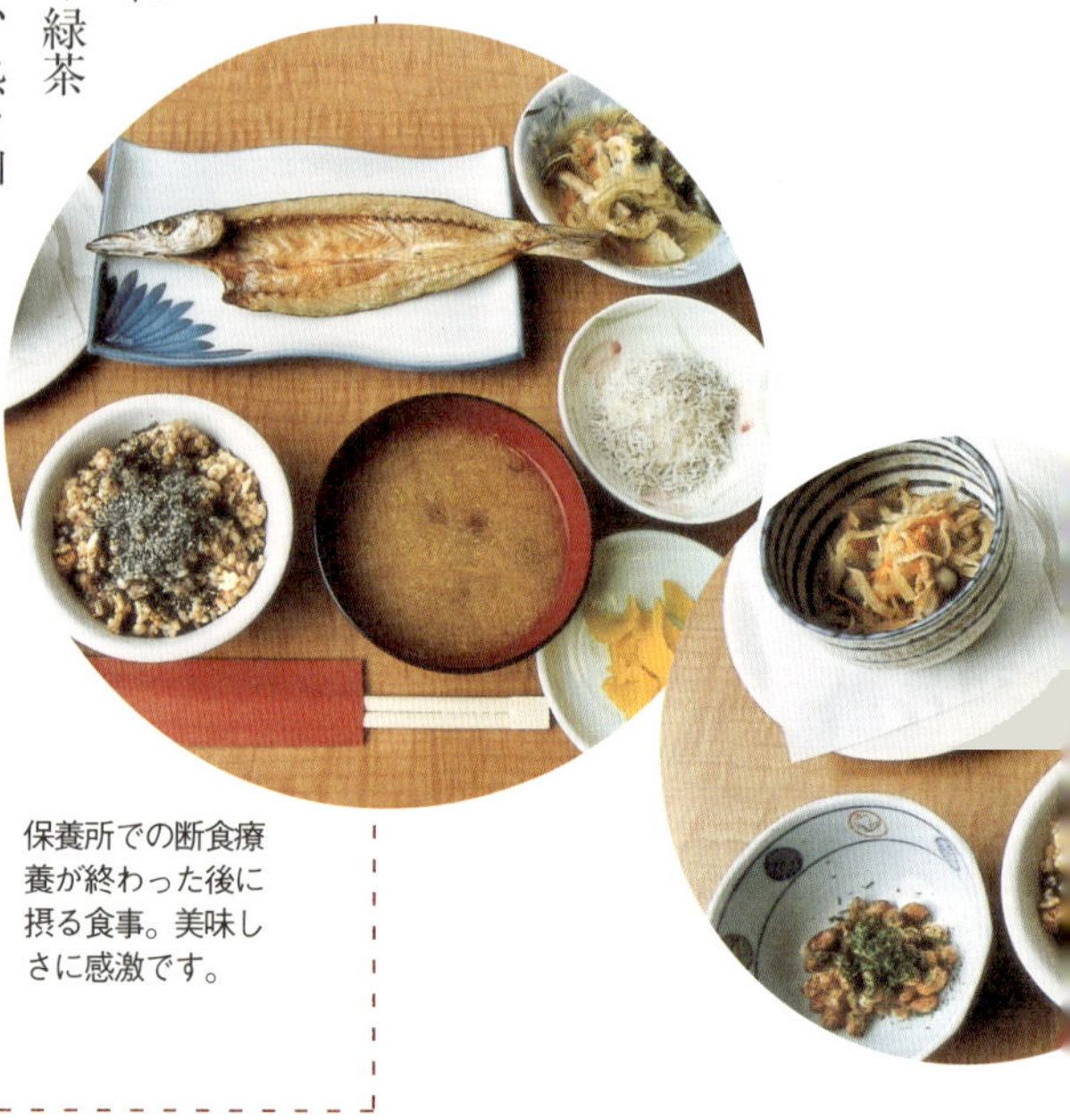

保養所での断食療養が終わった後に摂る食事。美味しさに感激です。

石原先生のある日の診察風景

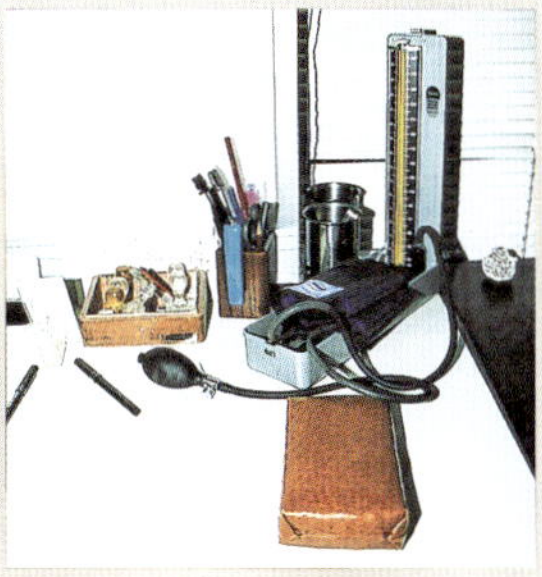
診察所の石原先生のデスク。忙しくても時間をかけて診察します。

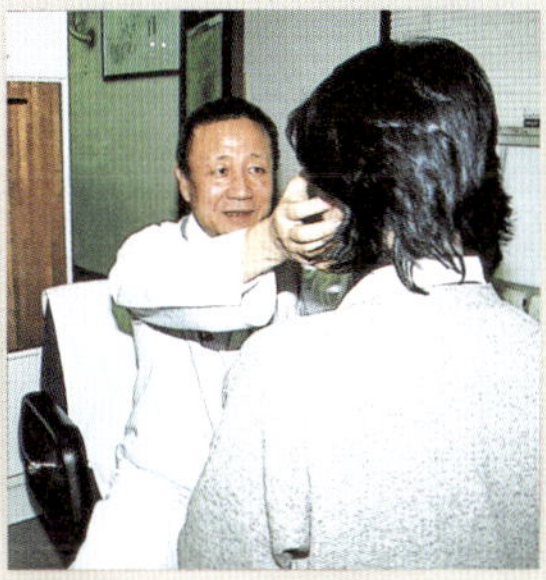
患者さんを診察。患者さんがリラックスするよう、ユーモアたっぷり。

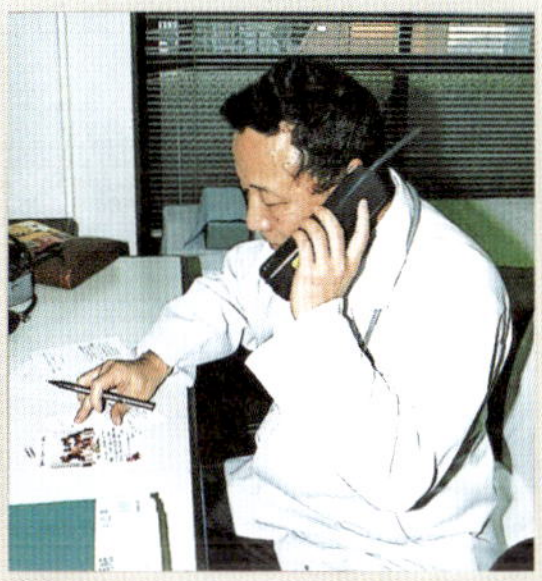
診療所で、患者さんの電話での質問に、ていねいに答える石原先生。

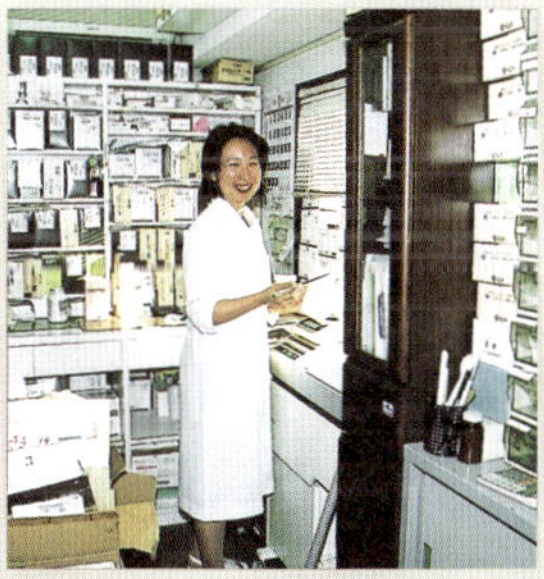
薬剤師さんの後の棚にはさまざまな漢方薬の容器がズラリ並んでいます。

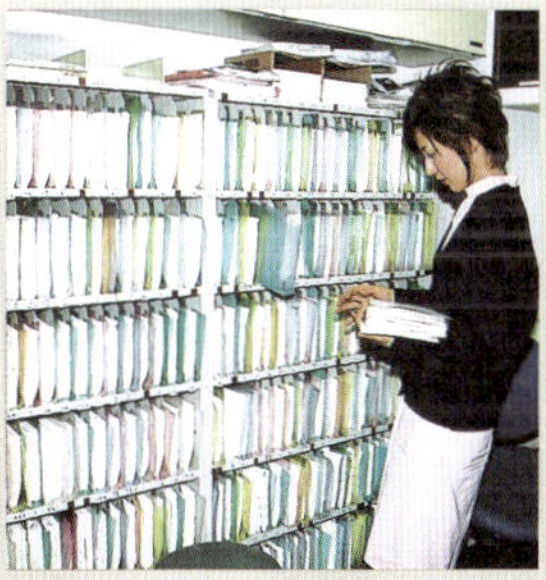
ぎっしり詰まったカルテ。先生に診てほしいと予約が殺到しています。

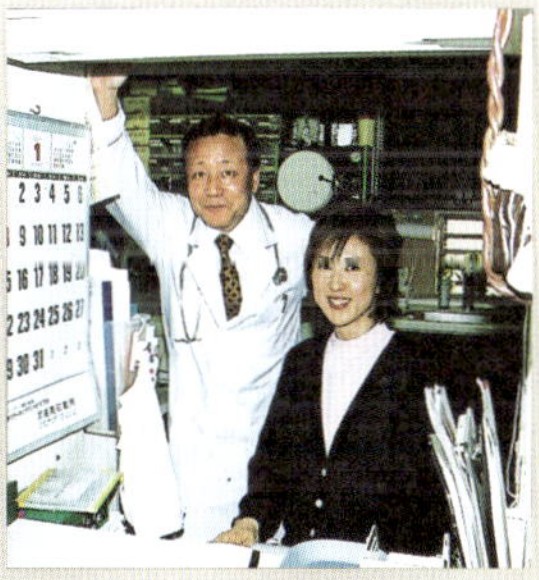
受付で患者さんを迎える石原先生と受付担当の職員さん。

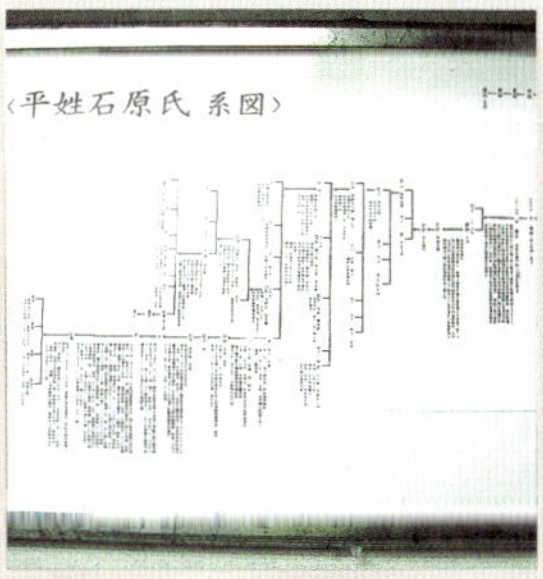

種子島藩の御典医だった石原家の系図。漢方の英知が脈々と生きています。

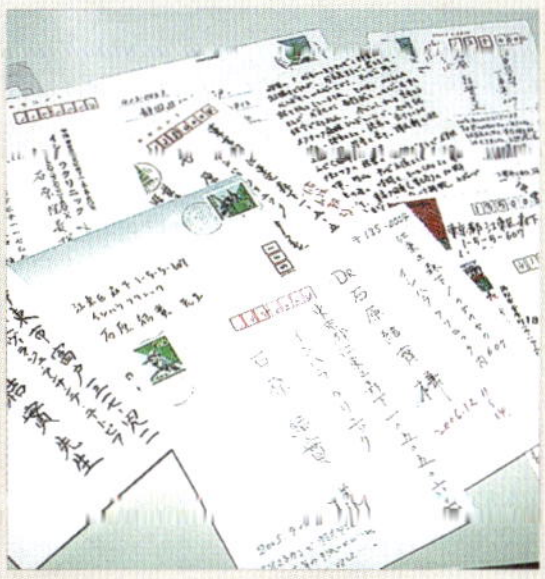
毎日、多数届く患者さんからの感謝の手紙。先生も勇気づけられます。

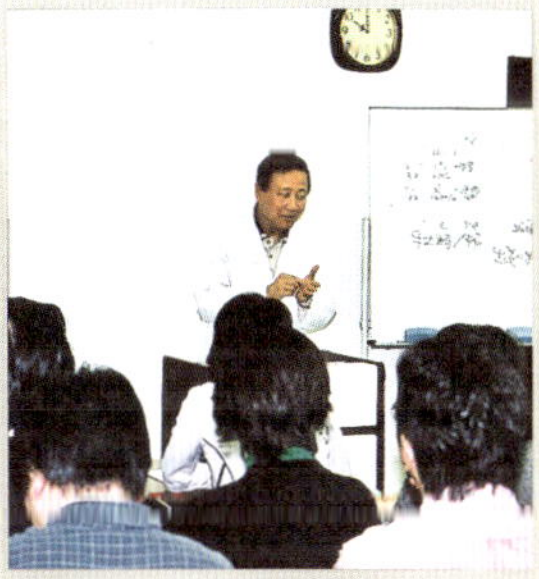
伊豆の保養所で講演をする石原先生。ユーモアを交えて飽きさせません。

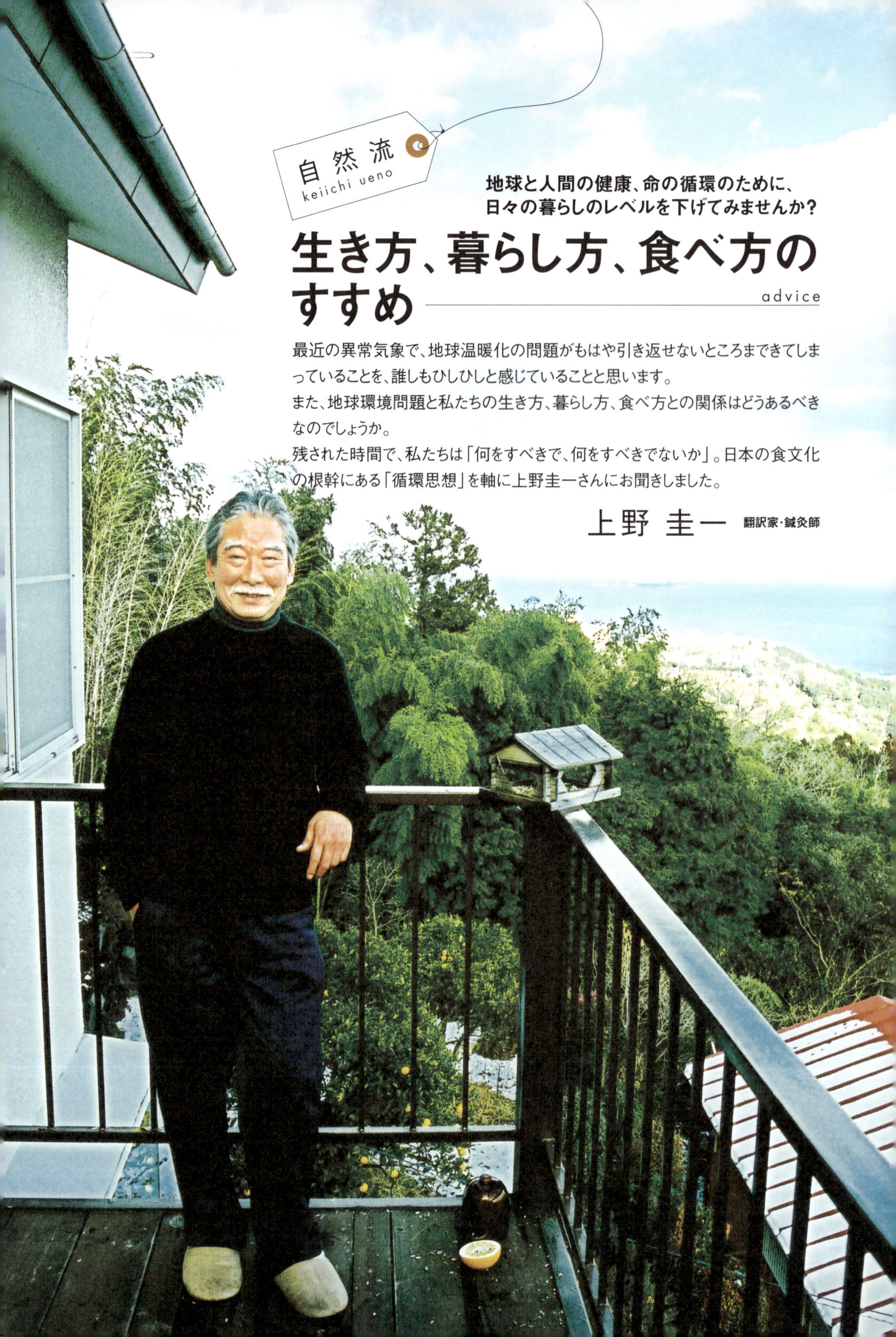

自然流
keiichi ueno

地球と人間の健康、命の循環のために、
日々の暮らしのレベルを下げてみませんか？

生き方、暮らし方、食べ方のすすめ

advice

最近の異常気象で、地球温暖化の問題がもはや引き返せないところまできてしまっていることを、誰しもひしひしと感じていることと思います。

また、地球環境問題と私たちの生き方、暮らし方、食べ方との関係はどうあるべきなのでしょうか。

残された時間で、私たちは「何をすべきで、何をすべきでないか」。日本の食文化の根幹にある「循環思想」を軸に上野圭一さんにお聞きしました。

上野 圭一 翻訳家・鍼灸師

advice

『ガイアの復讐』が始まった。私たちは残された時間で「何をすべきで、何をすべきでない」のか。

今、地球環境問題で人類史上かつてなかったことが起こっています。地球環境の危機が叫ばれてきましたが、ラストステージが近づいているというデータが続々と出されています。その中で一番衝撃的だったのは、70年代にガイア思想を展開して地球がひとつの生命体であることを教えてくれたジェームズ・ラブロックの「ガイアの復讐《ふくしゅう》」という本です。

ガイアの復讐とは、温暖化が進み、人間の体温で言えば37～38℃の状態が40数年から50年続き、次に39～40℃の危機的な状態になり、それが10万年くらい続くらしいのです。ラブロックは地球はもう引き返せないところを通り過ぎてしまったと言っています。

そんな時間のない中で、健康論も緊急提案する必要があります。少なくとも自分でできる範囲でいうならば「今日できることから、やっていくしかない」ということです。

自分や家族が「何を食べるべきか」「何を食べざるべきか」という家庭の中だけの問題だったものが地球全体の問題につながっている。このことに気がつくのか、あるいは気がつかないで通り過ぎてしまうのか、現実を受け入れたくないから気がつかない振りをしているのか。

いろいろな受け止め方があると思いますが、気がついた人から自分でできることを行い、それを積み重ねることしか私たちが生き残って行く道はありません。

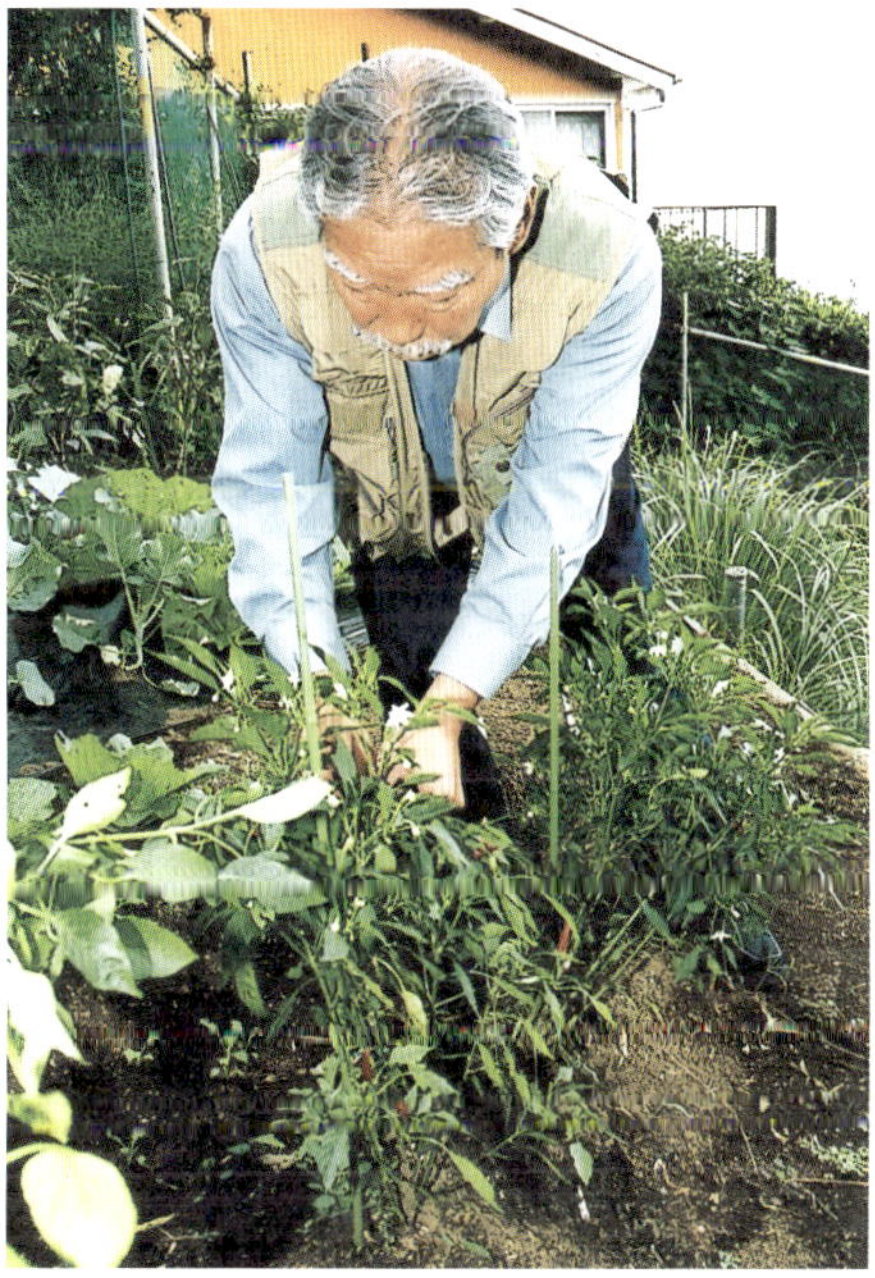

「この年になって海で釣りをして、畑で収穫の喜びを味わうなんて30代の頃は想像もしてなかった」とおっしゃる上野さん。伊豆のご自宅で畑仕事を日課とされています。

取材／高橋利直　文／丸山弘志

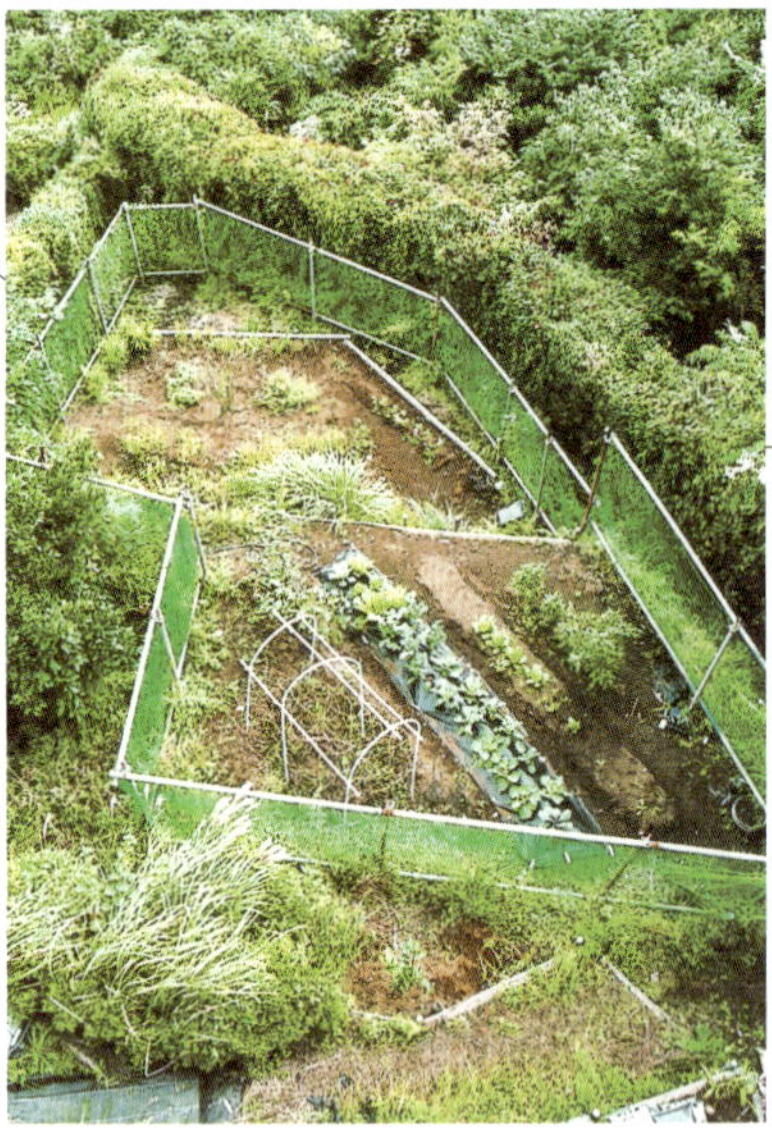

フードマイレージ（食べ物の輸送距離と環境負荷）の問題を考えたとき、わかっちゃいるけどやめられないという構造があり、事実を受け入れたくないから皆、気がつかないふりをしているのですね。

advice

日本の食文化、食のアイデンティティーは すべてのものと常につながっているという循環思想。

日本は、エコカーのようなものをつくる技術や、廃棄物の処理技術など、環境の分野でも伝統的に「循環思想」に秀《ひい》でた国だと思います。

それは食の分野でも同じことが言えると思います。例えばマクロビオティックのような東洋の伝統的な思想に則《のっと》ったライフスタイルの提案が欧米を一巡りして、また日本に戻って来ています。つまり海外で受け入れられ、日本に逆輸入されてようやく市民権を得たと言ってもいいのではないでしょうか。

江戸時代からグルメ、「食通」はあったと思います。戦前も魯山人《ろさんじん》のような人がその道を極めるということもありました。魯山人の若い頃は第二次世界大戦前ですから、戦前の世界にも、日本の伝統的な食文化をより高め、深く味わい、新しいものをそこから創造していくという動きは、恐らく今よりもはるかに高いレベルであったという気がします。

他にも民芸運動が食文化に貢献しました。西洋一辺倒で明治以来、西洋に追いつけ追い越せと進んで来ました。

その過程で見過ごされてきたものを再発掘してさらに高めていく、いわば、カウンターカルチャーの動きが戦前からありました。その中心人物である民芸運動の河井寛《かわいかん》次郎《じろう》や柳宗悦《やなぎむねよし》らが今、見直されています。

近代化を突っ走っていく中でほとんど消えかかって来たものを救いとって来て、さらにそれに新しい不易流行《ふえきりゅうこう》の精神みたいなもの、新たなものを創造してきた人たちの流れは未だに消えてはいないのだと思うのです。

日本の食文化の大きな特徴は日常の食卓に限定されず、素材、食材だけではなく、常に器や産地や生産者との関係や調理法などにつながっているという考え方です。そういうものが一体となって日本の食文化、食のアイデンティティーを作っているのではないでしょうか。

advice

玄米が日本人のライフスタイルを決めてきた。その不思議さを感じ、体験しよう。

玄米が体に合うと感じた人は玄米を主食にしていると自ずとおかずが決まってきます。玄米を日常の主食にしていると、味噌《みそ》汁や漬け物、焼き魚、煮物のようなものが欲しくなります。そこからいきなり飛躍したものを食べたいとは思わなくなります。玄米はお腹に持ちますし、様々な栄養素が入っていますので、体が満足感を覚えるのではないでしょうか。

　ところが、白米の場合は様々な副食に合うから、どんどんいろんなおかずが欲しくなり、甘いものにも合うわけでついつい食べ過ぎてしまうのです。

　玄米が合わない人もいるかもしれませんが、大半の日本人は長年、玄米を食べてきました。玄米を上手に炊《た》く方法を身につけて玄米をベースにしたご飯の準備をすると、不思議なことに、おかずにひじきや大根でもなんとなく食べられてしまうのです。この事実にもっと私たちは着目すべきではないでしょうか。

　玄米食を始めた人たちは「食費が安く済む」とか「便通がよくなった」「長年悩んでいたいろんなトラブルが解消した」と言います。今まで正常から外れていた生活をしていたわけですね。はずれた距離が長ければ長いほど、劇的にそういう効果が現れるのかもしれません。実際に玄米生活に入ると、何となく気がついたら、あまり大病もせずに楽しく暮らしていけます。つまり昔の大勢の人がやってきたことの再体験、追体験をするという状態になっているわけです。

　私自身もそういう体験がありますし、知り合いの多くの人が同じ体験をしています。

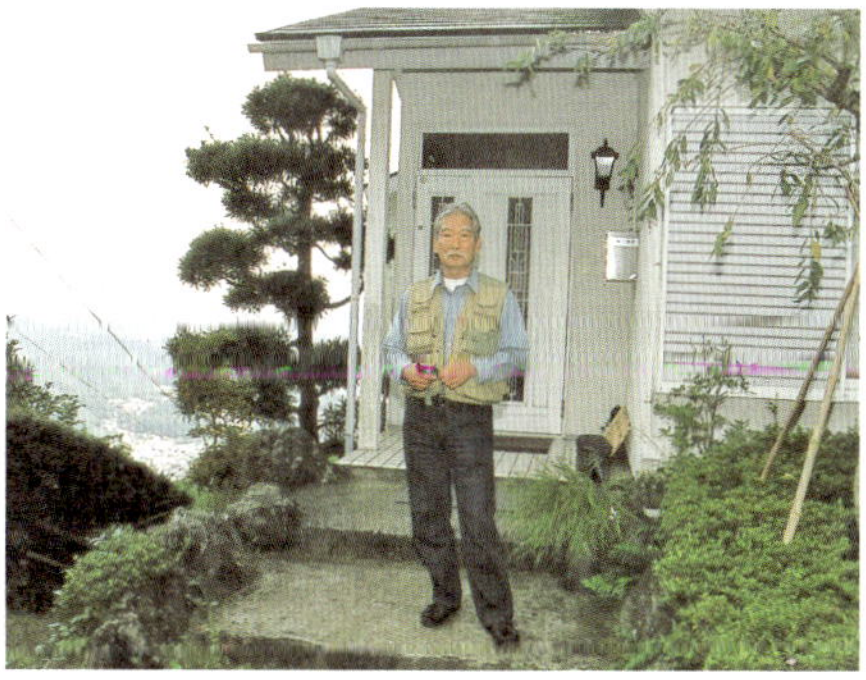

身土不二が生き物の大原則。地球の仲間である動物や植物は自分の行動範囲内で栄養を取得しています。

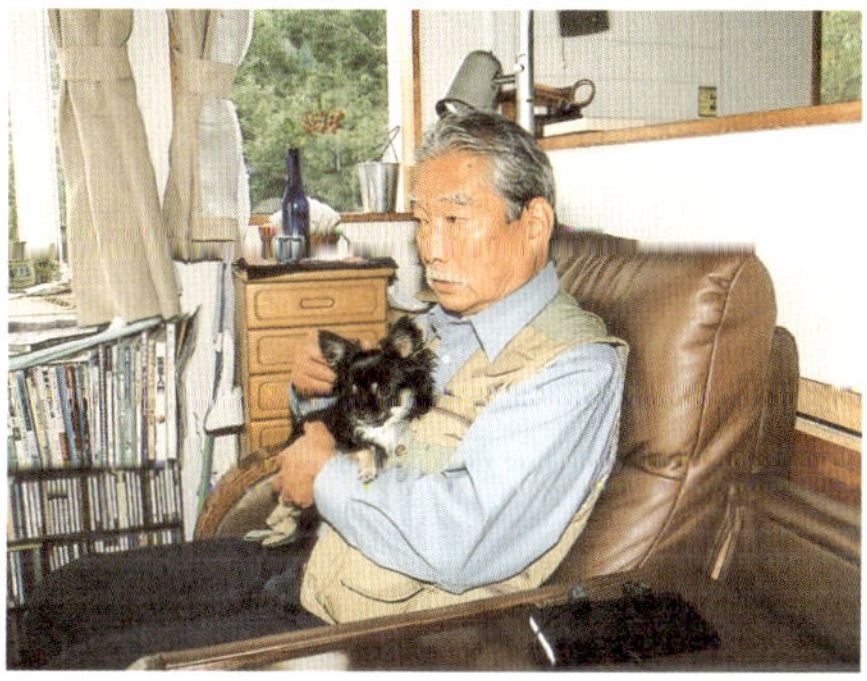

愛犬のチワワのクロちゃん。動物は自分の身の回りの何かを吸収して生きています。

advice

経済原理中心のライフスタイルが地球の限界を超える生活になっている。

私たち人間は地球のかけらである鉱物や植物・動物を自分の行動範囲内で拾うとか買うとかの様々な形で手に入れて、食べるということを繰り返して何十万年となり、今に到っています。

現在は、経済原理によって地元で採れたものより、どこか知らない遠くで採れたものの方が安かったりする場合があります。これは完全に人工的で一時的なものなので、持続する可能性は極めて低いのではないでしょうか。

資源の枯渇《こかつ》を促進しているのは私たちの今の暮らし振りだと思います。

そのことに気がついた先進諸国の人たちが途上国の人たちに「これ以上資源を使うとまずいからもうエネルギーを使うのはやめましょう」と言うことはできません。そんなことを言っても聞く人はいないでしょう。

自分がやってきたことは悪いことだからおまえはよせと言っても、「はいわかりました」という人はいません。「さんざんお前がやってきたくせに」といわれるのが落ちに決まっています。

そうするともうこれからインドや中国がアメリカやヨーロッパ、日本がやってきたことを繰り返すことは目に見えます。先に気がついた先進諸国の人たち一人ひとりが、自分の生き方の中で食べるもの、着るもの、移動する手段すべてを、自覚的に代えていくしかないと思います。

advice

日々の生活にかかるコストを考えて生命維持費をできる限り下げる生活に変えよう。

自分が毎日生きていくのにどれぐらいコストがかかっているか。衣食住や移動のためのエネルギーのコストがいくらか。

その生命維持費を知り、いかに「そのコストを安くしていく」のかが大事な指標になる。「収入が多いから生命維持費が高くてもいい」という考え方はガイアを発熱させるだけでしょう。

持続性を第一義におくような考え方に変え、「自分が住む地域の生態系の中での生命のつながりがあって初めて自分が存在できる」という認識、生命地域主義が大切です。

人間は、地球の命の循環系の中の一員に過ぎません。

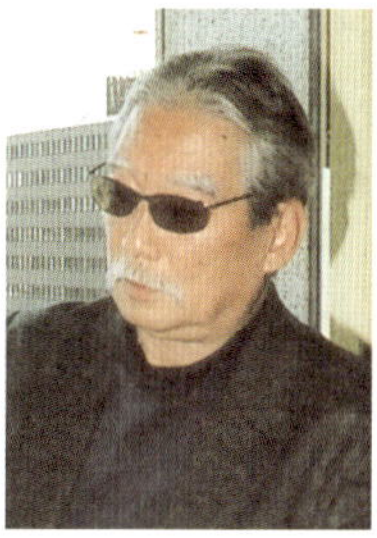

うえの　けいいち
1941年兵庫県宝塚市生まれ。1964年早稲田大学英文科卒業、フジテレビジョン入社、主として社会番組のディレクター。同社退社後、1971年に渡米しカリフォルニア州バークレー市に移住。翻訳活動を始め、1976年に帰国。現在、日本ホリスティック医学協会副会長。代替医療利用者ネットワーク副代表。消費者、市民、エコロジー等の幅広い視野で鋭い理論を展開。アンドルー・ワイル博士の訳者としても有名。訳書に『癒す心、治る力』（角川書店）、『ワイル博士のナチュラル・メディスン』（春秋社）等多数。著書に『補完代替医療入門』（岩波書店）、『代替医療』（角川書店）等。

advice

持続性を最優先し、生きる本能が研《と》ぎ澄まされるライフスタイルを。

命の循環の持続性を最優先して、そこに基準を合わせて人生や生活を組み立てていくという、価値観の組み換えをしていかない限り、この社会は変わらないと思います。

その指標の一つになるのが「命の値段」ではないでしょうか。日々生きていくのにいくらかかっているのかがわかるようなシステムが必要です。パソコンに必要な項目を入力していくとその値段が出るといいと思います。点数とかグラフなどが出てくるようなものがわかりやすいですね。

命の値段がわかるといろんな発見があるかもしれません。もし、そうした数字をはっきり突きつけられたら、具体的にこれはまずいので、数字をもう少し下げるにはどうすればいいのだろうかと衣食住すべてについて具体的に考えることができます。

例えば食品にしても、今は成分を表示しなければなりませんし、添加物や原産地名なども表示しなければなりません。さらに原産地表示のあとにフードマイレージの数値が出たり、原材料費に対する石油の占める比率とか、輸送コストだけではなくてパッケージや添加物まですべて含めて化石燃料系のエネルギーに依存している比率のパーセンテージまで出るものがあればよくわかります。そのような指標がないと自分で判断することは難しいと思います。

私たちは既《すで》に生きていくための本能を失い、本能が研《と》ぎ澄まされた状態がどんな状態なのかさえわからなくなっています。

ぬくぬくとした日常生活では、危機的な状態に遭遇《そうぐう》したときに本能が出てこないものです。

研ぎ澄ました状態でいるには、それなりの生き方を実践していかないと本能はすぐ鈍ってしまいます。体を意識的に動かす、自然に親しむ、絶えず本能を目覚めさせておくような食べ物を摂るなど、意識的にやっていく必要がありますね。

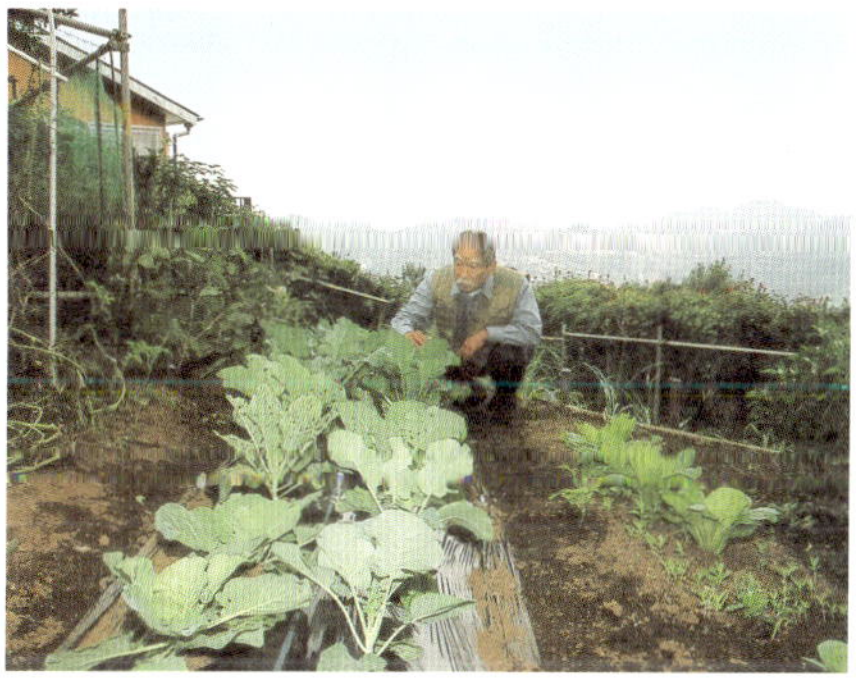

次世代を担う子どもたちのために、今、私たちができることを一つ一つ実行していくことが大事です。

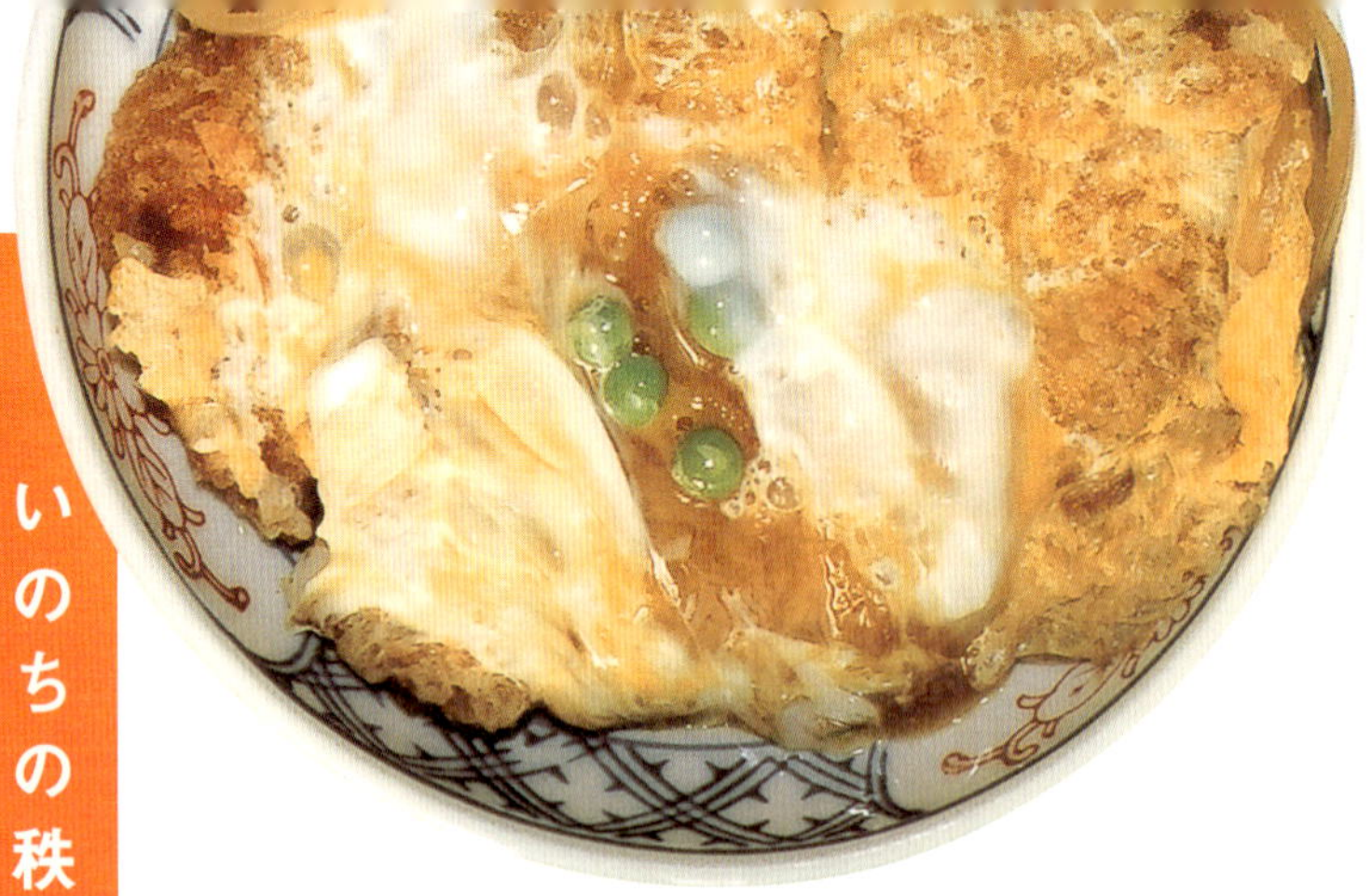

いのちの秩序と食と自然治癒力

カツ丼、学生時代の定食、ときめきの食事

帯津良一（帯津三敬病院名誉院長）

人間の体は、心臓や肝臓、胃、あるいは手足、目、耳などの臓器と空間とからできています。その空間は臓器をも包み込みながら、一つの「場」を形成しています。

人間の体を森に例えると、一本一本の木は一つひとつの臓器になります。

しかし、森は木だけでできているわけではなく、落葉や苔《こけ》、水の流れや小鳥、リスなどの小動物、さまざまな微生物などが、木と木の間にある空間に独特の環境をつくり出し、森という一つの「場」を形づくっています。

そして、森と同じように、人間の体にもたくさんの空間があります。肺と肋膜《ろくまく》の間、肺胞の中、横隔膜《おうかくまく》と肝臓の間、肝臓と胃の間、鼻の穴、口の中など、目に見える空間だけでなく、細胞と細胞の間にも、小さな目に見えない空間（すき間）が無数にあり、これらの空間がつながり合って、森と同じように一つの「場」をつくっています。

人間の体は、目に見える臓器と、目に見えない場（生命場）からなっている

つまり、私たちの体は目に見える臓器と、目に見えない場からなりたっていることになります。そして、その場を構成するものが生命ということになりますから、これを「生命場」と呼んでもよいと思います。この生命場の最大の特質は、ひとりでに秩序が高まっていく、あるいは質が高くなっていくことです。

元東京大学薬学部教授の清水博先生は、『生命を捉えなおす』（中公新書）という著書の中で、生命の定義として、「生命とは自ら秩序をつくり出す能力である」と述べています。先生の説に従うと、「自ら秩序をつくり出す」能力の有無が、生命と命のないものとの分かれ目になります。

例えば、机や椅子、壁、天井などの命のな

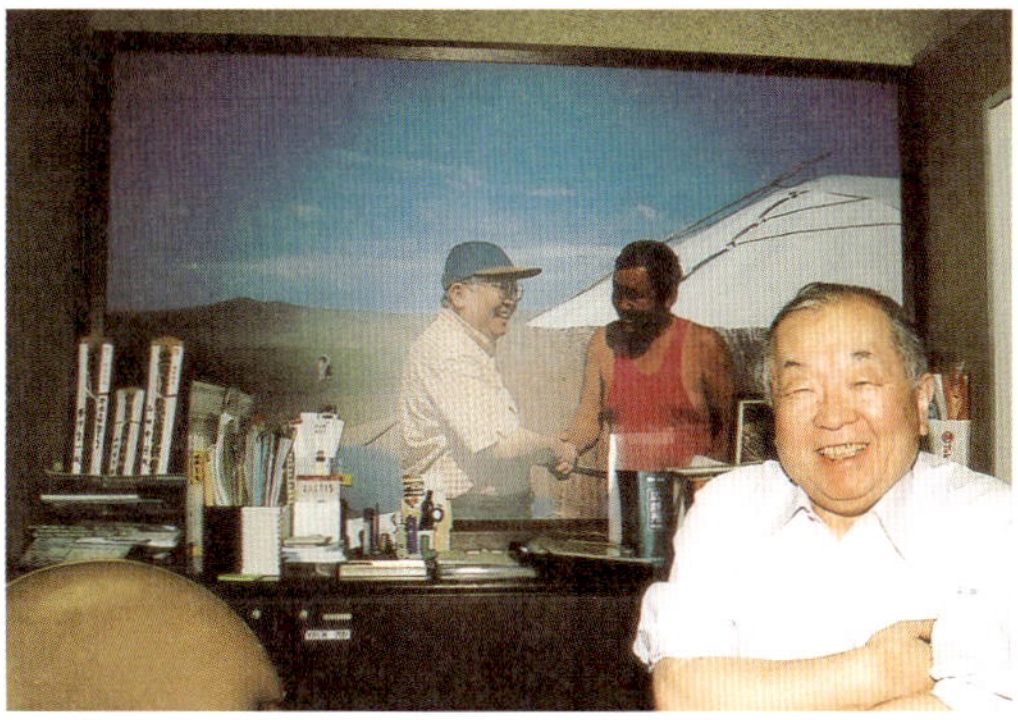

おびつ　りょういち
1936年埼玉県生まれ。1961年東京大学医学部卒業。医学博士。1982年帯津三敬病院を設立。2001年ホリスティック医学を目指す、帯津三敬塾クリニックを開設。帯津三敬病院名誉院長。帯津三敬塾クリニック顧問。日本ホリスティック医学協会会長、日本健身気功協会会長。がんなどの治療で、患者の自然治癒力を引き出すホリスティック医学の第１人者。

大地の場と私の場は、距離や時間が近いほどきめ細やかに交流する

いものは、自ら秩序をつくることができません。机は壊れたら、人間が修理するまで壊れたままです。生命あるもの（生物）はそうではありません。意識、無意識にかかわらず、自ら秩序をつくり出し、どこかが壊《こわ》れてもそれを自分で修復しようとします。この性質が生命の本質であり、自然治癒力と考えられます。

ですから、自然治癒力というのは、生物（人間）の生命場のエネルギーが、何らかの原因で低下したときに、これを回復しようとする、生命場が本来持っている能力だと思います。

病気とは、この生命場の乱れが大きな因子となっているように私は思うのです。

昔から、「食養生」「気の養生」「心の養生」など、「養生法」と呼ばれてきたものは、生命場のエネルギー（生命力）を高める方法論だったのではないでしょうか。

では、生命場を高める食事（食養生）をどう考えたらよいでしょうか。

私は東京に住んでいます。私の生命場は、私がふだん使っている自分の部屋とつながり、さらに東京の大地とつながっています。

また、大地の持っている場と私の場は、距離や時間が近いほどきめ細やかに交流します。

遠く離れた北海道や九州の場よりも、東京の場のほうが私に近く、1か月前より昨日のほうが近いのです。ですから、今日、東京の大地で採れた食べ物は、現在の東京の場を持っていて、1週間前に北海道や九州の大地で採れた食べ物より私に近いことになります。

それだけ大地の場と私の生命場に深くてきめ細かい交流があり、与えられるエネルギーの量（生命力）も大きくなるのです。

このように、食べ物は、自分の暮らしている土地で採れたものがよく、今採れたものがよいということになり、「土産《どさん》のもの（住んでいる地域で採れたもの）、旬《しゅん》のものを食べる」という考え方が正しいと分かります。

食事（食養生）とは、大地のエネルギーを体の中に入れて、内なる生命場のエネルギーを高めることですから、大地のエネルギーをふだんに持っているものがよい食べ物といえると思います。

農業によって大地にエネルギーが充ち満ちている場をつくれば、そこで生まれた作物（食物）はエネルギーの高いもの、気のレベルの高いもの（生命力の高いもの）になります。

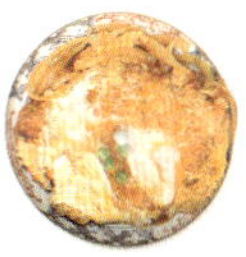

カツ丼、学生時代の定食、ときめきの食事

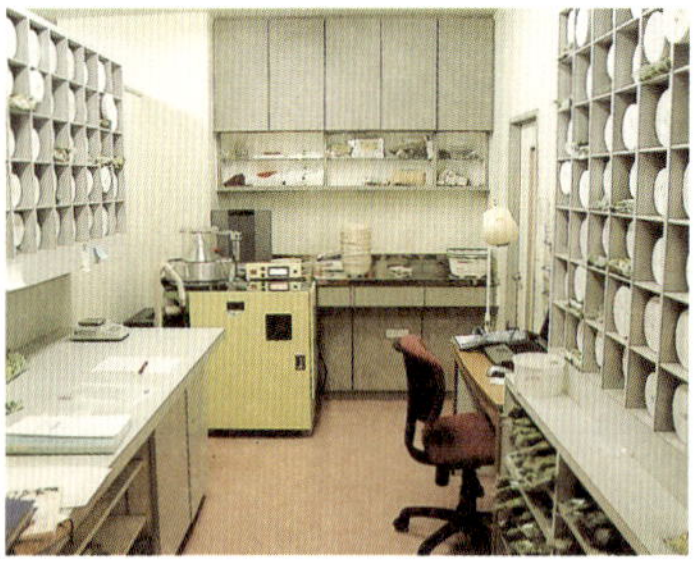

調剤室の両側の壁の棚には、漢方薬をはじめ、伝統医療や民間医療などに使われてきたさまざまな種類の薬が保管されています。

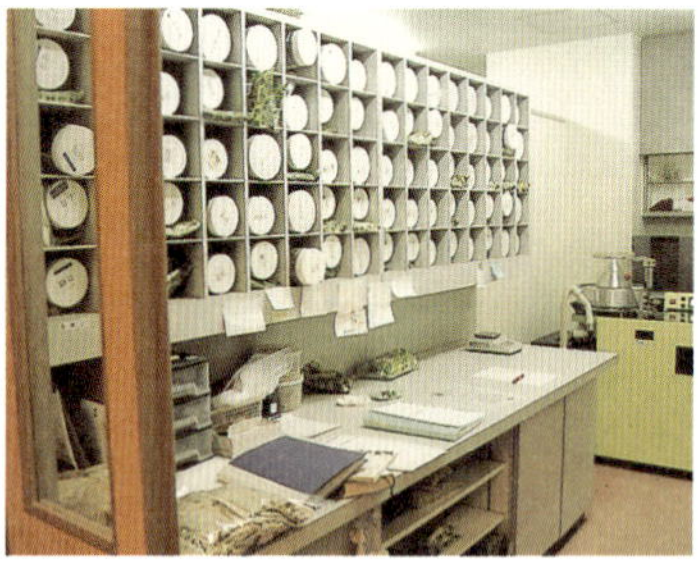

クリニックの内部にある薬局・調剤室。ここで、ホリスティック医学の治療に使われる薬が処方され、患者さんに渡されます。

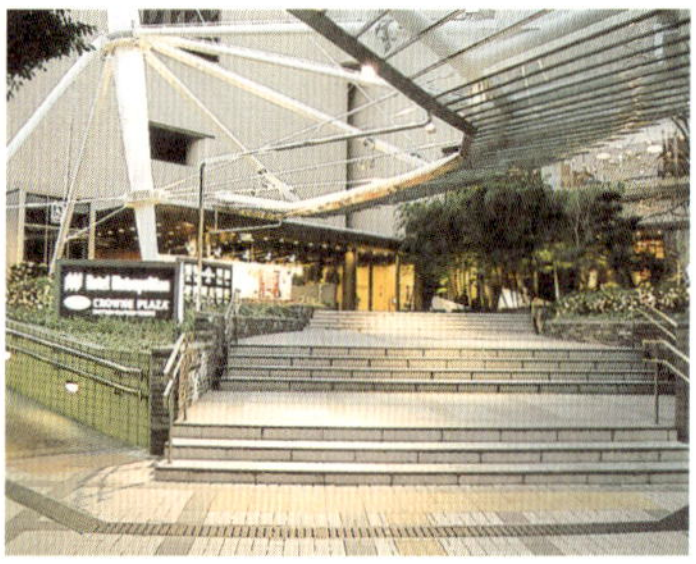

東京・池袋のホテルメトロポリタンにある帯津三敬塾クリニックの入り口。ホリスティック医学に基づく治療が行われています。

場の考え方で農業をとらえたとき、農業は地球の場を高める一つの方法だと思います。農業は、土地から作物という形で栄養成分、エネルギーを収奪するものという考え方もありますが、私はそうではないと思います。

農業によって荒れ地を耕し、樹木を植えて、緑一面の地球にしていくことが、地球の場を高めることになると思います。大地の場を整えて大地のポテンシャル（内在するエネルギー、生命力）を高めることが、農業の大切な働きだと思います。そして、大地の場を高めた結果として、作物が生み出され、その作物を私たち人間が食べるのです。

その作物は、大地のポテンシャルが高いですから、食べた人の生命場のポテンシャル（生命力）も高めることになります。この循環が「農業」と「食」の関係だろうと思います。

動物性食品と植物性食品とでは、植物性の食品のほうが、大地の場から直接エネルギー（生命力）を受け取っていますから、より純粋な形で、そのエネルギーを人間の生命場に受け入れることができます。

動物性食品も悪いわけではありませんが、大地の場から、一度、別（動物）の場を迂回《うかい》して人間が食べるのですから、どうしても純粋でなくなります。

今から10年程前、当病院（帯津三敬病院）に通院されている患者さんの中に、難病治療で知られるゲルソン療法のことを知りたいという声がありました。そこで、実際にどんな治療法をするのかを確かめるために、病院の婦長さんに、メキシコにあるゲルソン研究所の病院まで行って、試しに入院してもらったことがあります。婦長さんは、がんでも何でもないのですが、一週間、入院してきました。

農業によって荒れ地を耕し、緑一面の地球にすることが、地球の場を高めることになる

ゲルソン研究所の病院から戻った彼女の感想は、「特によくも、悪くもなかったけれど、分かったことがあります。それは植物性の食物が人間に合っていることです」ということでした。人間は植物を食べるようにできているということです。

入院して、植物性の食物だけ食べていると、大便がものすごくよくなり、太さ、固さ、臭いとも、ほれぼれするような便が出たそうです。ところが、ゲルソン研究所を退院すると、いろいろなものを食べますので、途端に普通の便に戻ってしまったそうです。

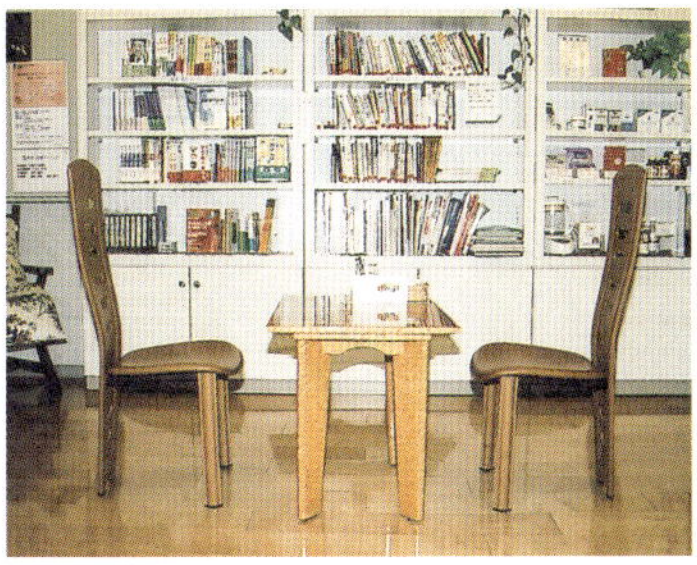

待合室では多数の本が置いてあり、診察を待つ時間をくつろぎながら過ごせます。病院の重苦しさがありません。

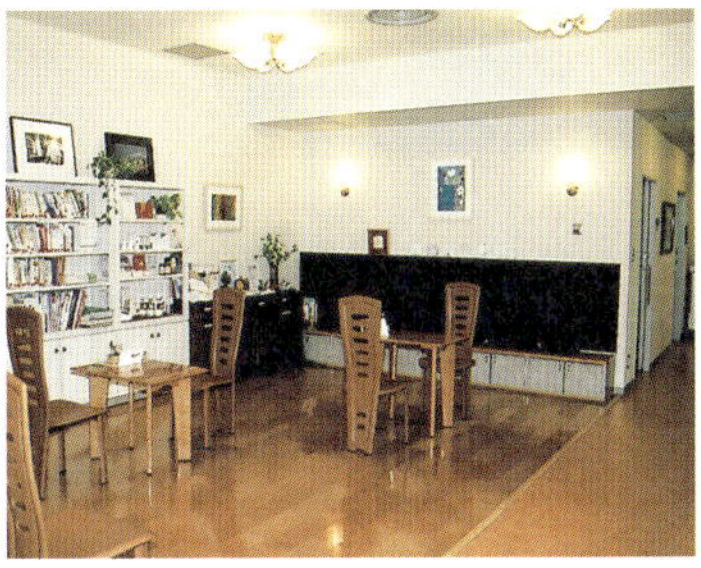

クリニックの中の待合室。木の床と白い壁、明るくさわやかで、温かい雰囲気が気分をリラックスさせます。

植物性食品は大地のエネルギーをそのまま純粋な形で受け入れられる

　もう一つ分かったことは、塩がないとよくないということです。ゲルソン研究所では塩を一切摂《と》りませんが、彼女は、塩分なしの食事を始めて3日目くらいにクモ膜下出血では、と思ったほどのすごい頭痛がして、これは塩分が不足したからではと、荷物に潜《ひそ》ませていた塩昆布を食べたら、たちどころに治ったそうです。

　大地の場が持つエネルギーをそのまま取り入れるには、添加物や農薬を使うと、大地の場の純粋性をよけいなもので汚してしまいますから、もちろんよくないに決まっています。さらに、添加物や農薬は食物とともに人間の体内に入り、生命場も汚します。

　『粗食のすすめ』を著《あらわ》した幕内秀夫さんも、添加物や農薬がよくないと指摘していますが、これも、場の考え方から理解できます。

　また、白米やフスマ※を取り除かれた小麦、白砂糖などの精製・精白した食べ物よりも、玄米やフスマつきの小麦、黒砂糖などの未精製の食べ物のほうがよいといいますが、これもその通りだと思います。大地のエネルギーをそのまま取り入れられる玄米のほうが、精白した白米よりよいと思います。

　幕内さんの食生活についての考え方は、すべて私の生命場の考え方で正しいことを裏付けることができます。ですから、「場」を重視して食物を摂ることは食生活の改善のために、大いに役立つと思います。

　また食事は、生命場を高める（生命場のエネルギー＝生命エネルギーを高める）ことが究極の目的ですから、生命力の高い食物を食べるのと同時に「自分自身を高める」という気持ちがないと、うまくいきません。

　食事だけでなく、自分の心の力で生命場は高まりますから、「おいしい」とか、「感謝の気持ち」を持って食べることが大切です。

　いくらよいものを食べても、苦虫をかみつぶしたように食べていたのでは、マイナスの力が働いて、効果を相殺《そうさい》してしまいます。

　ですから、喜びとか感謝が大事なのです。

　極端にいえば、心が高まるのなら何を食べてもよいのではないでしょうか。たとえば、私の『魂が癒されるとき』（創元社）という著書は、気功家、気功文化研究所所長の津村喬《たかし》さんと対談をしたときのことを書いたもので、神戸の割烹《かっぽう》旅館のようなところで、食事をしながら話しました。

　津村さんは、よく食べます。飽食はいけな

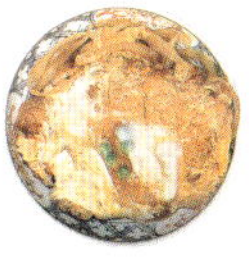

カツ丼、学生時代の定食、ときめきの食事

※フスマ…小麦をひいて粉にした時に残る部分。

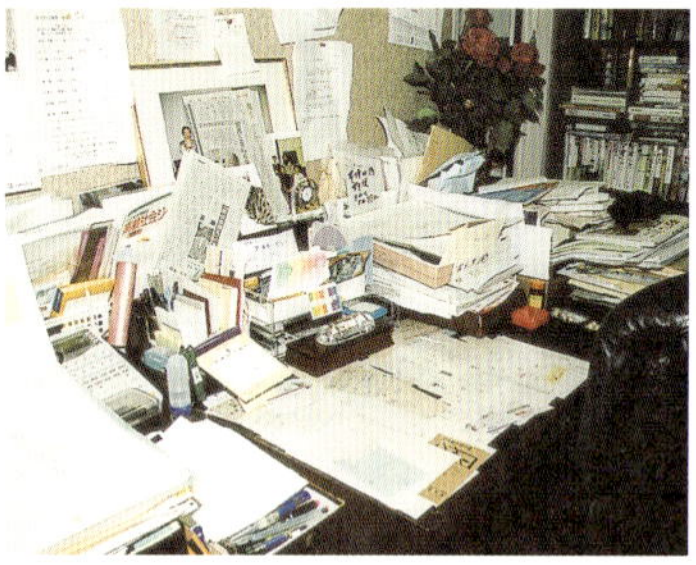
帯津先生のデスクの上。席も温まる間のないほど多忙な先生への連絡事項などの書類が置かれていますが、先生は次々に案件を処理します。

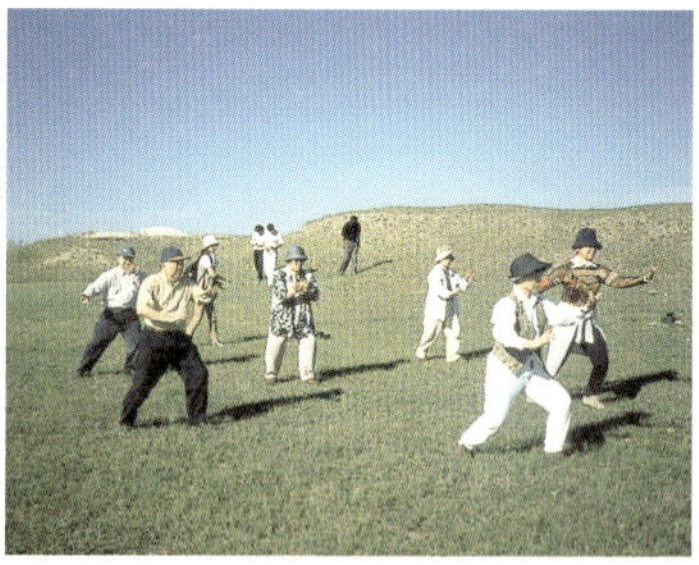
真っ青に澄みきった空の下、モンゴルの大平原で気功。きれいな空気の中、大地のエネルギーと宇宙のエネルギーが融合します。

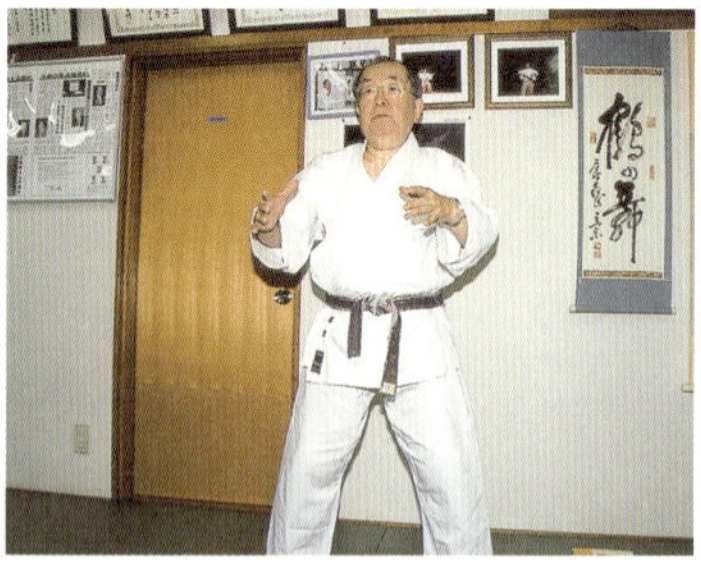
養生塾で気功の稽古をする帯津先生。学生時代は空手の稽古に励み、今も気功で体を鍛錬し、生命場のポテンシャルを高めています。

いのですが、彼とは話が合いますし、私は津村さんのように、「うまい！　うまい！」と言ってたくさん食べる人が好きなのです。

ですから、こちらもうれしくなって、満腹で動けないぐらいたくさん食べましたが、これは私にとって養生に反していたわけではないのです。

彼と話すことによって、私の心は喜びに湧《わ》きたっていますから、何を食べていようが、満腹になろうがよいわけです。喜びに心が湧きたつことで生命場のポテンシャルが高まる。そういうふうに、食事には、心の問題が非常に大切だと思います。

先日、ラジオ放送に出演したとき、アナウンサーの方に「ときめきが大事」と言いましたら、「先生はどういうときにときめくのですか？　教えてください」と聞かれたので、最初に言ったのが「カツ丼」でした。

私は、お蕎麦《そば》屋さんに行ったときは、お酒を飲みながら、豆類や豆腐、刺身など、肉食とは対極にある健康によさそうなものを食べているのですが、最後はいつもカツ丼になってしまうのです。本当は、粋にソバを食べて帰ってくればよいのですが、どうしても「カツ丼を食べよう」という気になって、頼んでしまうのです。（笑）

やっぱり、作りたてのカツ丼はうまいですよ。で、カツ丼が出てくると、心がときめくのです。トロロソバやきつねソバ、好きな卵の入った月見そばなどでは、ときめかないのです。私は、このときめきや心の高揚は、カツ丼の食材としてのマイナスを補って余りあると話しました。

ですから、食物を食べるときに、喜びが湧いていると、その効果が10倍にも20倍にもなるのだろうと思います。

食べるときに、心に喜びが湧いているとその効果は10倍、20倍にもなるだろう

かつて、食通としても知られた小説家の立原正秋さんが、アンコウで有名な老舗《しにせ》料理屋でアンコウ鍋を食べたときのことを、ある本に「これがどうもいけないのである。鍋に希望がないのだ」と書いています。彼は、「よい食べ物は希望を感じる」というのです。

私が大学に入ったころ、大学の食堂のメニユーは、カレーライスとラーメンとメンチカツ定食しかありませんでしたが、どれもとてもうまかったです。ですから、今でも私はカレーライスとラーメンとメンチカツ定食が大

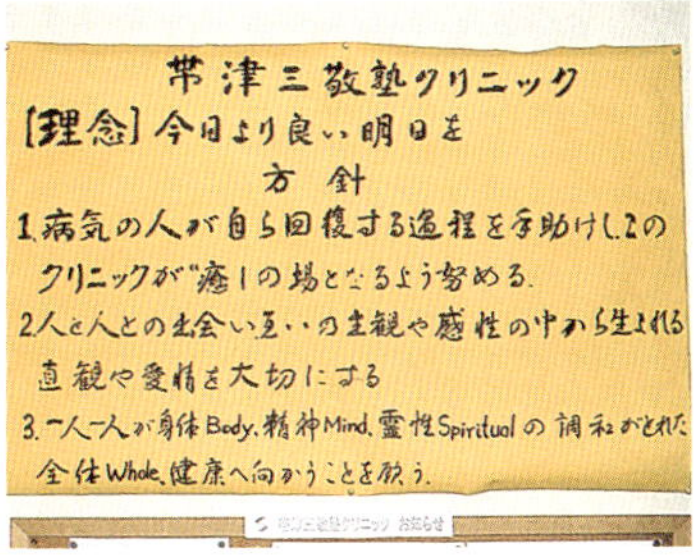

クリニック内に張り出された理念と方針。今日より、明日に向かって、健康とともに、よりよい生き方を目指して医療が行われています。

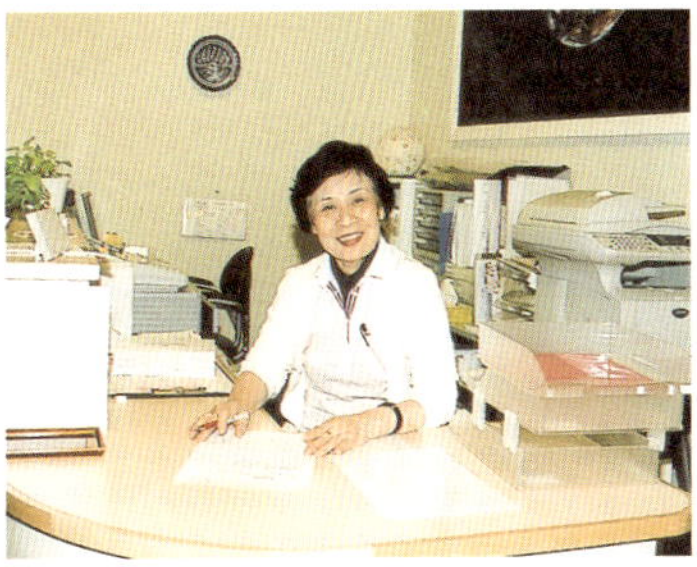
ゲルソン研究所に入院体験をされたクリニックの山田看護師（元帯津三敬病院総婦長）。的確な処置で患者、医師、看護師に信頼が厚い。

食べ物は、つくる人の「気」が入っていると、よい生命場になるのではないか

好きです。幕内さんの理論では、動物性の食材であるメンチカツはよくないのですが、食堂にメンチカツ定食という札が下がっていると、どうしても食べたくなってしまいます。

メンチカツを食べながら、「ああ、これは体に悪いものを食べちゃったな」と、少しは反省もしながら、でも、「自分が喜びをもって食べているのだから、これはいいのだ」と弁解もしています。

学生時代の日曜日の朝、私は、誰もいない七徳堂《しちとくどう》（大学の道場）で一時間ほど、空手の一人稽古《けいこ》で汗を流すことがありました。その稽古の後、爽快感《そうかい》と空腹を感じながら、赤門を出て、電車通りを横切って、学生に馴染《なじ》みの寿司屋、中華そば屋、居酒屋などの間に、八百屋や豆腐屋、肉屋などの店が並んでいる通称、落第横町を歩いていると、友人のN君に、「おい、昼めしをいっしょに食わんかい」と、よく声をかけられました。

「昼めしを食う」といっても、食堂に入って食べるというわけではなく、近くにある彼の下宿に行って、彼がつくる昼めしを食べるのです。

私が「おお、行くぞ」と答えると、彼は八百屋で、もやし、豆腐屋で油揚げ、肉屋で豚肉の細切れを買います。そして下宿の部屋に入って、私が書棚の本を読んだりしているうちに、昼めしができあがります。

炊《た》き立ての白いご飯と、落第横町で買ってきたもやし、油揚げ、豚肉の細切れが入った鍋いっぱいの具沢山の味噌汁だけで、他には何もありませんが、ふうふう言いながら食べる。これがじつにうまく、腹の底から喜びが湧《わ》きたってきます。

N君がつくる「N定食」は、栄養バランスとか、食材の良し悪しをいちいち吟味《ぎんみ》して選んでいるわけではなく、まさに粗食、これ以上の粗食はないでしょう。しかし、とにかくうまかったのです。私の内なる「生命場」が躍動しているのが、よく分かりました。

食べ物は、つくる人の「気」が入っていると、そのエネルギーが取り込まれて、食べる人のよい生命場になるのではないでしょうか。

つくる人が心を込めて、「おいしいものをつくろう」と努力してくれた料理は、素材は体にあまりよくないものでも、体によい作用を及ぼすのではないかと思います。これこそ食の力、私の「食」の原点といえるものです。

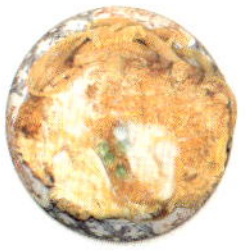
カツ丼、学生時代の定食、ときめきの食事

体の中を丈夫に美しくする食生活Q&A

正しい食事をしてもストレスを抱えたままでは病気のリスクが高くなります。「体によい」「体に悪い」という情報はどこまでホント？　楽しくて健康によい食生活のために、すぐに実践できるヒントをご紹介します。

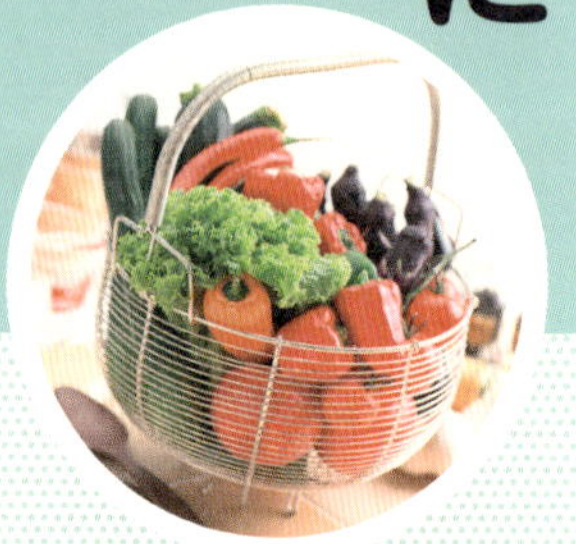

魚の脂肪EPAとDHAは血液をサラサラにするのでしょうか？

魚は地上より冷たい水中に住んでいるので、地上で生活している人間よりは低体温です。そのため水中で凝固しないEPAやDHAはヒトの体内でも固まりにくいのです。

特に冷たい海を回遊して寒くなると脂がたっぷりのるブリや深海魚のアンコウなどにEPAやDHAなどの不飽和脂肪酸が多く含まれるのはこういった理由です。一方、牛や鳥の体温は38℃から40℃で、逆に牛や鳥より人間が低体温のため、人の体内では脂肪分が固まりやすいのです。

旬の野菜や果物が体によいのはどうしてでしょうか？

野菜は生育に最も適した時期に栽培すると、成長が良く収穫量も多くなり、栄養価が高く味も良くなることが知られています。野菜や果物にはそれぞれこの旬があります。

もともと野菜や果物は露地栽培でしたが、旬以外の時期にも供給できるよう耐暑性、耐寒性、日持ち、見栄えなど品種改良を繰り返しています。そのため栄養価や最近では、遺伝子組み換え作物なども流通し、本来の食べ物の持っている力がないばかりか安全性にも疑問が生じています。

冷え症の人にニンニクやショウガが効くのはどうして？

漢方の考え方によると、ニンニクやニラ、ネギ、ショウガなどには、血管を拡張させる作用があり、食べると血流がよくなり身体が温まりますので冷えが改善されます。

具体的にはニンニクやニラ、ネギに含まれている硫化アリル、ショウガのショウガオールという成分によって自律神経の副交感神経が刺激され、アドレナリンというホルモンが分泌され血管を拡張させ血液の循環が良くなるのです。冷え症の方はぜひ一度お試し下さい。

サプリメントや健康食品、いろいろあるけど選び方を教えて…。

同じ有効成分でも、価格や使用量など商品差が大きく、どれを購入すればよいのか迷ってしまいます。100パーセント絶対という選択方法はありませんが、まず試してみて、お通じが良くなる、お小水が良くなる、体が温まる、気分がよいということを目安にしてはいかがでしょうか。

1か月数万円だと年間数十万円にもなりお金による価格ストレスの方が心配です。長続きする値段で1つか2つを試してみて調子が良かったらそれでよいと思います。

薬と食べ物の相性で、注意することと避けるべきことは？

飲み薬は食べ物と同様に胃に入りますので、同時に摂ると胃の中で反応して食べ物の影響を受けることがあります。例えばワーファリンは血液凝固を抑える薬ですが納豆と一緒に食べると納豆菌の働きでその効果を弱めます。

また、グレープフルーツと一部の高血圧薬や一部の抗生物質を摂ると薬の成分が吸収されにくくなります。

いずれの場合も、薬は副作用も心配なのでできるだけ避けましょう。

酸性食品とアルカリ性食品、どちらがどう体によいのでしょうか？

酸性食品、アルカリ性食品という分類は、食べ物それ自体が酸性かアルカリ性ということではありません。レモンも梅干しも成分は酸性ですが、アルカリ性食品です。これらの定義は、食べ物に含まれているミネラルの含有量で決まります。

アルカリ性だから健康によいということではありませんが健康によい食品にはアルカリ性食品が多いということも事実です。

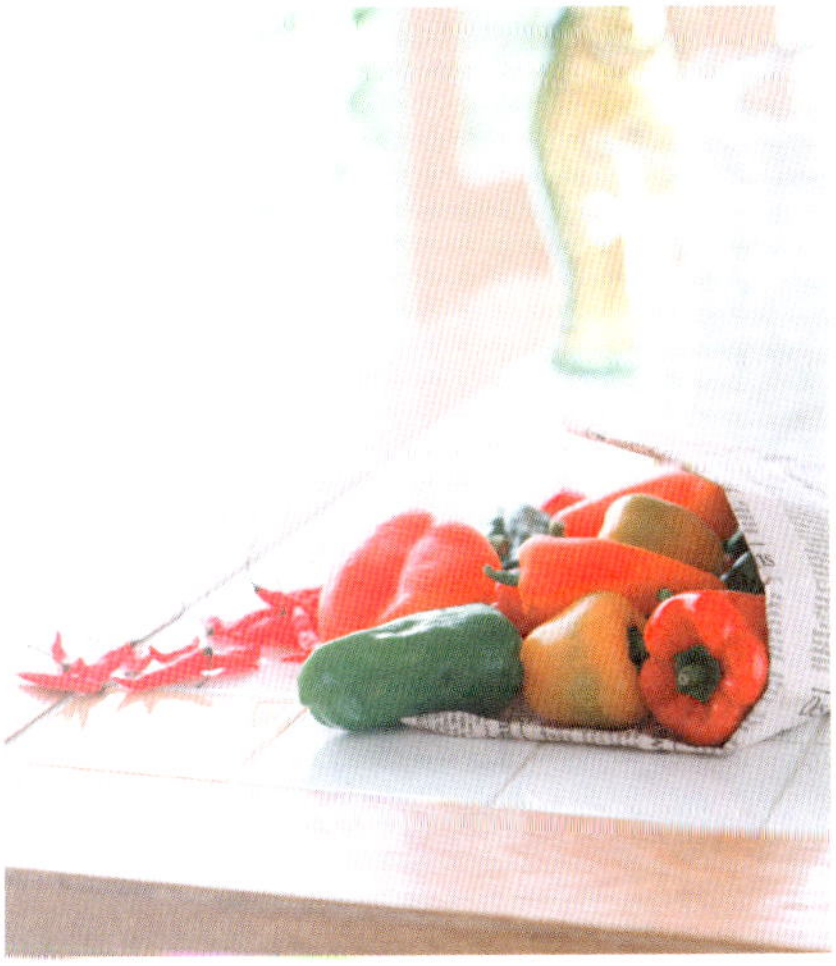

体がさびる活性酸素は食事で予防できますか？

鉄がさびるように体もさびます。人の体内では摂取した食べ物を酸素で燃やしてエネルギーに変えていますが、この代謝で使われた酸素の1～2パーセントは活性酸素となって人体に害をもたらすそうです。インスタント食品やスナック菓子の過食、食品添加物の摂取、無理なダイエットはこの活性酸素を増やします。活性酸素の除去には、抗酸化作用のある赤・黄・緑の濃い野菜、鮭、カニ、エビ、ウナギ、貝類、海藻《かいそう》類、キノコ類などを積極的に摂りましょう。

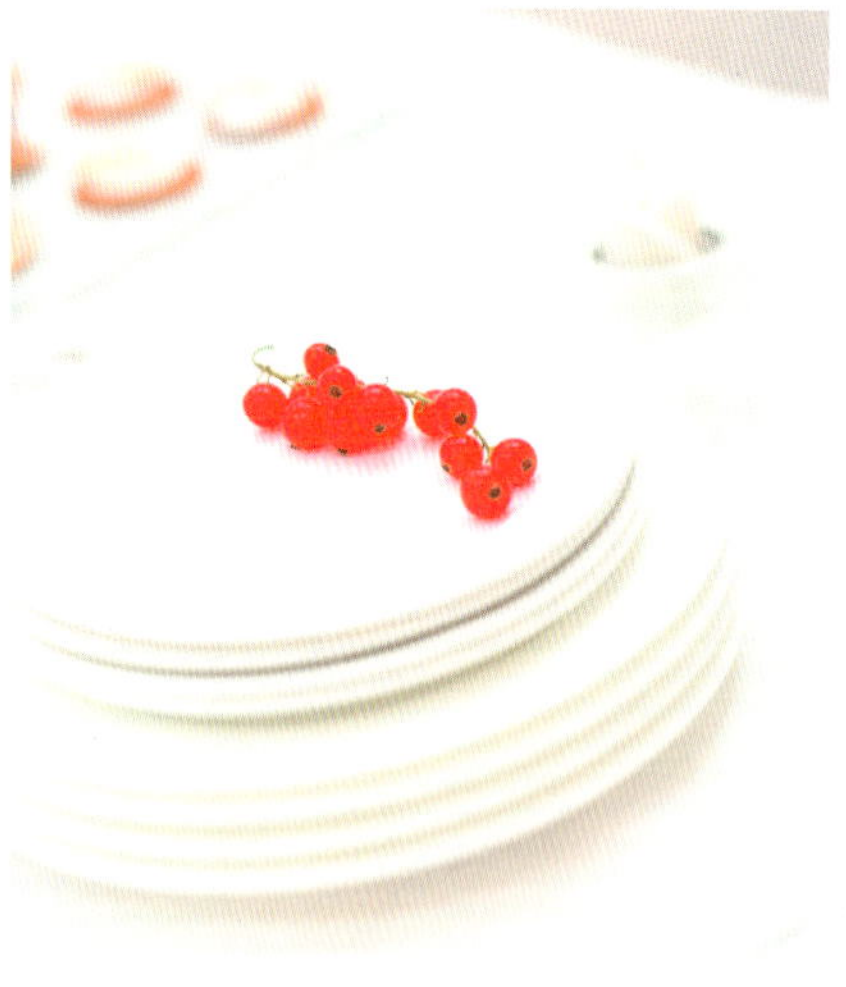

食養生はそれぞれ内容が違い迷ってしまうのですが…。

食養生の専門家の方々は、自分の実践を体系化していることが多く、すべてを科学的に説明しきれないこともあるので、栄養学的に統一がとれていないことがあります。

とくに代替療法系の食養生は、その主宰者の成功事例が何よりの事実となっています。主宰者の言われていることを実践して、多くの悩みを抱えている人たちが治っているわけですから、確信はあると思いますが、自分にあった方法かどうかは事前に判断する必要があるでしょう。

アイスクリームやビールなど冷たいものが体に悪い理由は？

冷たいものが良くないのは、腸を冷やすと腸内細菌が腸壁を通過して血液の中に入り血液を汚すからです。汚れた血液が体を巡り全体にばい菌をまき散らします。

腸が冷えると免疫力が低下してアレルギーや病気の原因になり、むくみ、慢性疲労といった身体の症状があらわれます。がんは35・5℃以下で活発に増殖します。(35℃で最も増殖）積極的に腸を温める食べ物を摂って、正常な体温を維持することにより腸の機能も正しくなります。

食べ過ぎてしまうのですが、健康的にやせるにはどうしたらよいの？

健康的にやせるには、太りにくい食べ方をすることです。よくかんで、ゆっくり食べる、夜は遅い時間には食べないということはやせるための基本です。またストレスがたまっていてその解消につい過食になってしまう人もいますが、そういった人は生活習慣から見直す必要があります。

過食予防の食事法としては、初めにコリコリと歯ごたえのある酢の物などを食べると胃を適度に刺激して満足感が味わえ、過食予防になります。

医師から塩分や糖分を控えめにといわれているのですが…。

まずお医者さんと相談をしましょう。絶対に禁止されているときは、お医者さんの指示に従って下さい。

食事制限のある人の基本は薄味ですが、どうしても食べたくなったときは、味がしっかりついている料理を少量摂ってみてはいかがですか。だしを効かせて薄味に仕上げたお浸しと、しっかり味の煮物を組み合わせるなど、料理にメリハリをつけることがポイントです。ナトリウムを摂りすぎたらカリウムの多いトマトや果物で排出しましょう。

朝起きぬけにどうしても食欲がないときは？

ぎりぎりまで寝て寝起きにすぐ朝食を摂ろうとしても食欲がないのは当然です。朝食を摂らないと午前中のエネルギーが補給できないとか、午前中は排泄の時間だから無理に食べる必要はないと意見が分かれているのも事実です。どちらも正しい考えだと思います。つまり、そのときの体調と活動の内容に合わせることが必要です。

朝食を論じる前に、前日の夕食の時間、夜更かし、朝寝坊など生活リズムの乱れを正すことが大切です。

市販の弁当の昼食には、どんな種類を選ぶのがおすすめ？

仕事先や外出時に、自宅にいてもたまには気晴らしに外で食事をすることもあるでしょう。市販の弁当に理想を求めても１００パーセントはなかなか無理です。コンビニやスーパー、仕出し弁当を食べるときは、ご飯が全体の半分以上しめているものを食べましょう。おかずは唐揚げや天ぷらなど脂っぽいものはできるだけ避《さ》けて煮物や、焼き魚がおすすめです。野菜サラダや漬《つ》け物があればなお良いと思います。迷ったときは幕の内弁当がおすすめです。

医食同源
16の知恵

この症状にこの食べ物が効く!!
症状別食材の摂《と》り方

沖 さつき（管理栄養士）

医学は進歩しても、病気にかかる人はますます増加しています。その原因の一つが食習慣の誤りといわれます。人間は、食べ物や食べ方によって、健康にも不健康にもなります。気になる症状を防ぎ、健康になるためには、どんな食材を摂ったらよいか、沖さつき先生にお聞きしました。

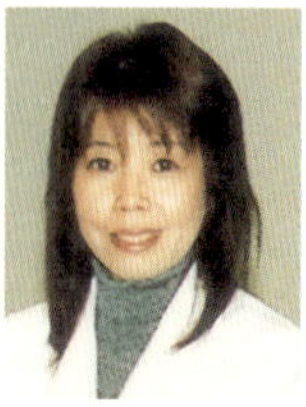

おき さつき
管理栄養士。ＮＰＯ法人「メディカルミッション」理事長。東京家政大学栄養学科卒業。都内の老人ホームにて管理栄養士として勤務の後、ライフサイエンス研究所にてジョナサン・ライト博士の栄養療法を学び、先進栄養学を推進する。代替医療と西洋医学の両面からアプローチする統合医療ビレッジ等で栄養指導を行うかたわら、講演会や雑誌でも活躍中。

「どこか調子が悪い」と、体にこれまでと違う違和感や異常を感じたときには、病気はすでに始まっています。

がんや糖尿病、心臓病、脳梗塞《のうこうそく》などの重大な病気は生活習慣の中のさまざまなストレスや疲労、食生活のアンバランス（食成分の過剰摂取や欠乏）などが積み重なって起こります。それだけに日常の食事は重要です。

自分の体の症状を見つめて、その症状を予防・改善するための食生活を日々考えておく必要があります。

たんぱく質、炭水化物、脂肪、ビタミン、ミネラル、食物繊維などの栄養素の他に、最近では、ポリフェノールやカテキン、リコピン、フラボノイド、ベータカロテンなどファイトケミカル（植物性栄養素）という抗酸化作用を持った成分も注目を集めています。

どの症状に、どんな栄養成分がよいのかを知って、できるだけ添加物や農薬のない、住んでいる地域で採れた旬の食材を基本に、それらを毎日の食事の中で取り入れて行くことが大事です。

1 便秘

食物繊維が豊富な野菜 有用微生物を含む発酵食品を

食物繊維は腸を刺激してぜん動運動を活発にすることで便秘を予防します。そして腸内の不要物・有害物質を排泄《はいせつ》しますので、腸の中がきれいになり、善玉菌が増えて腸内環境をよくします。食物繊維は主に穀類、ゴボウ、イモ類（特にサツマイモ）、豆類、果物、海藻《かいそう》などに多く含まれています。

また、キムチやぬか漬、納豆、テンペ、味噌などの発酵食品には有用微生物が豊富で、腸内で善玉菌を増やして腸内環境を整えますので便秘解消、免疫アップに役立ちます。

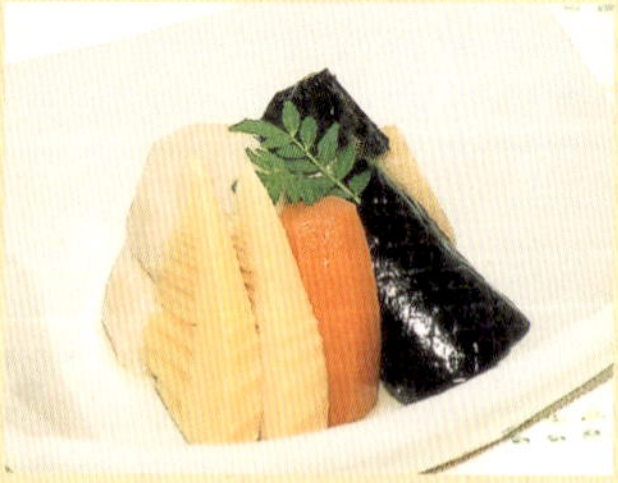

タケノコ、ニンジン、サトイモ、ナスなど、食物繊維が豊富な野菜の煮物。
他に、キンピラゴボウ、ヒジキの煮物、大学イモやスイートポテト、サツマイモご飯など、サツマイモを使った料理、温野菜、玄米、雑穀類のご飯など。

2 下痢

消化吸収のよいおかゆ
腸を整えるリンゴすりおろし

腸への刺激が少なく消化吸収がよいものを摂《と》り、繊維が多く消化が悪いもの、冷たい、脂っこい、刺激の強いものは避《さ》けます。

消化吸収がよいおかゆ、野菜ではトマト、ニンジンなどを。セロリなど繊維が多いものは避けましょう。りんごに含まれる食物繊維の一種ペクチンは腸を整える作用があります。下痢の時は皮ごとすりおろして摂ります。ダイコンには消化を助けるアミラーゼなどの消化酵素が豊富に含まれており、ダイコンおろしにすると効果的です。

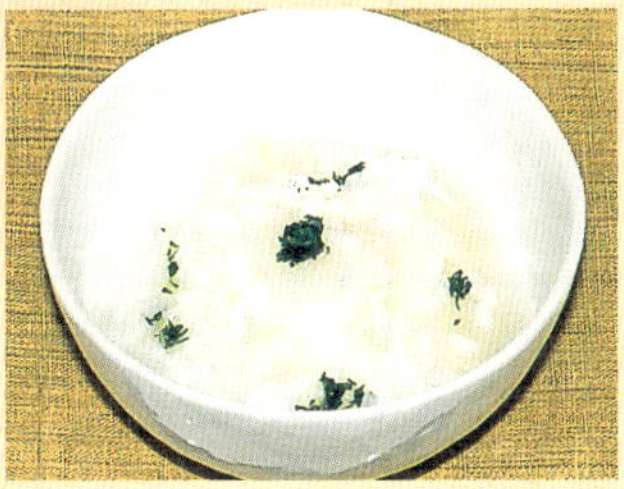

おかゆは米の粒が柔らかくなっていますので、消化吸収がよく、弱った腸に負担をかけません。殺菌作用があり、胃腸の働きを助ける作用のある梅干しやシソなどをそえるとよいでしょう。

3 冷え性

体を温める食品を中心に摂り、
体を冷やす食品は控える

体を温める食品には、根菜類のゴボウ、ニンジン、ジャガイモ、サツマイモ、サトイモ、ヤマイモ、タマネギ、ショウガ、ニンニク、他にカボチャ、ニラなど、豆類の大豆、小豆、落花生など、海藻類のワカメ、ヒジキ、昆布類など、魚介類のアジ、イワシ、サバ、サンマ、ウナギなど、発酵食品の納豆、ミソ、チーズなどがあります。

これらの体を温める食品を中心に摂り、生野菜や南国産のフルーツなど体を冷やす作用がある食品は控えます。

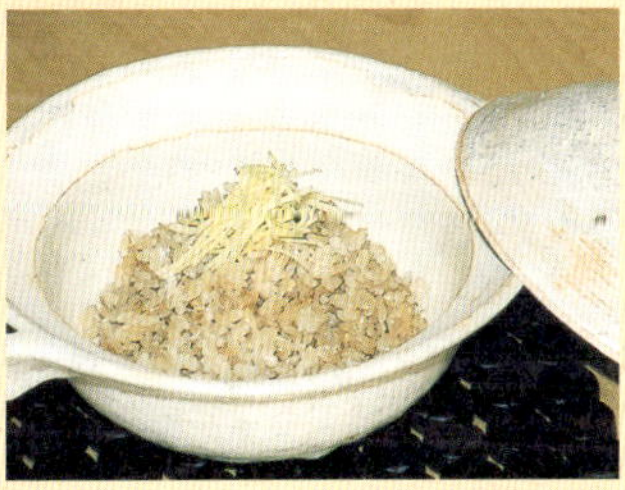

ショウガご飯。ショウガ汁の炊き込みご飯に細かく刻んだショウガを添えます。ショウガにはショウガオールという、血管を拡張して血流をよくし、体を温める成分が含まれています。また、ビタミンが豊富なカボチャの煮物もよいでしょう。

4 かぜ・せき

抗酸化作用のあるビタミンA、C、E
ファイトケミカルを含む食品を

抗酸化作用のあるビタミンA、C、Eやファイトケミカル（植物性栄養素）を含む野菜を積極的に摂るとよいでしょう。

ビタミンAはニンジン、ニラ、ホウレンソウ、カボチャ、ノリなど、ビタミンCは、オレンジ、レモンなど柑橘《かんきつ》系の果物、ブロッコリー、ホウレンソウ、小松菜、アセロラなど、ビタミンEはサツマイモ、大豆などの豆類、玄米、ゴマ、ナッツ類に豊富で、カツオ、サンマ、サバなどの魚にも含まれています。

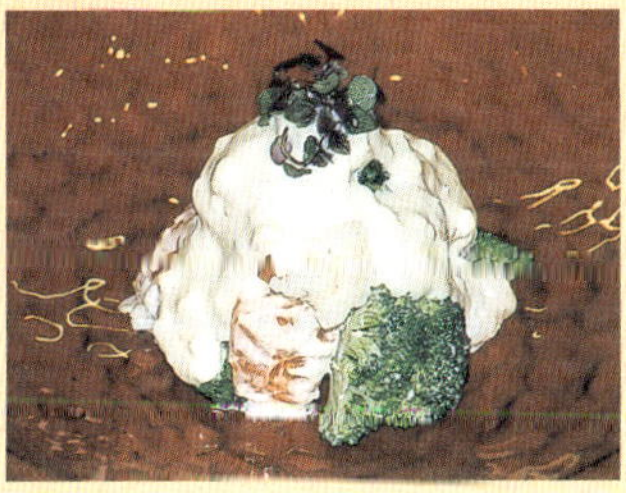

カリフラワーとニンジンのワサビソース和え。生野菜は体を冷やすので、温野菜にして摂るほうがよいでしょう。カリフラワーを使ったニンニクスープ、ビタミンCが豊富な芽キャベツとピーマンなどの組み合わせが楽しめます。

構成・文／矢崎栄司　料理コーディネート／沖さつき

5 肌あれ

皮膚の成分となるコラーゲンをビタミンCと一緒に

肌荒れは腸とも関係があります。海藻《かいそう》でつくったカンテンなど水溶性食物繊維を含む食品を摂《と》って腸内環境を整えつつ、皮膚の成分となるコラーゲンが豊富な食品を摂るとよいでしょう。

コラーゲンが豊富な食品にはゼラチン、鶏《にわとり》手羽先、魚の煮こごり、フカヒレ、牛筋などがあります。コラーゲンはビタミンCと一緒に摂ると吸収が高まりますので、ビタミンCが豊富なオレンジ、レモンなどの果物や野菜と一緒に摂るとよいでしょう。

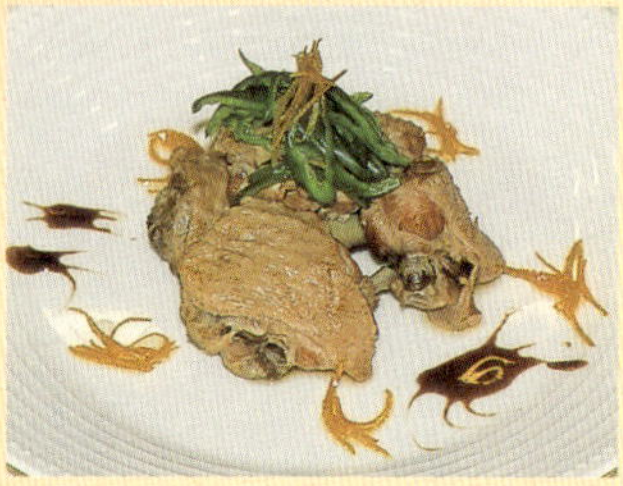

鶏手羽先のオレンジジュース煮。鶏手羽先をオレンジジュースで煮込み、ピーマン、オレンジの皮を刻んで添えます。ほどよい酸味と甘みがあり、コラーゲンの吸収が高まります。魚煮こごりや牛筋の煮物などにもビタミンCが豊富な野菜・果物を加えるとよいでしょう。

6 貧血

鉄分と葉酸が豊富な雑穀ご飯とホウレンソウ、小松菜を

貧血で最も多いのが鉄分が不足して起こる鉄欠乏性貧血です。鉄分の多い食品には、雑穀類、小豆、大豆、レバー、ヒジキ、モズク、ノリ、アサリ、牡蠣《かき》、ホウレンソウ、小松菜、切干ダイコン、イワシの丸干し、マグロの赤身などがあります。

葉酸（ビタミンBの1種）も血液をつくる時に必要な栄養素です。鉄分と葉酸が豊富に含まれる小松菜、ホウレンソウや、穀類が入った雑穀ご飯、小豆、黒米、ヒジキ、キクラゲなどを摂るとよいでしょう。

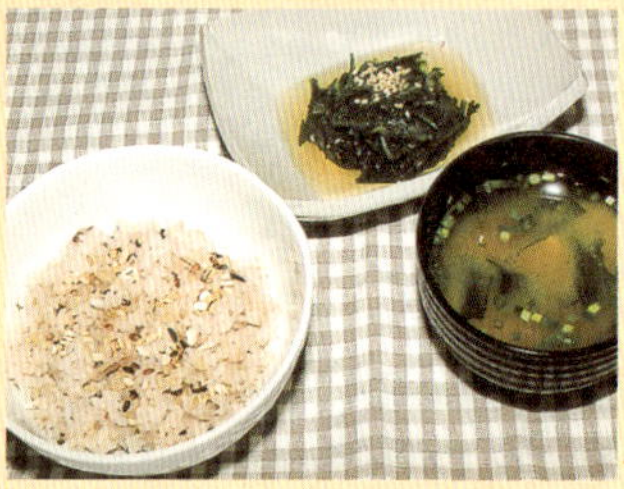

十五穀米（15種類の雑穀入り）ご飯に、豆腐、ワカメ、ワケギが入ったみそ汁、小松菜のおひたし。鉄分と葉酸が含まれ、ビタミンCも豊富なホウレンソウと小松菜は、おひたしやゴマ和えなどで、毎日の食事に積極的に摂るとよいでしょう。

7 ストレス

香りの成分とクエン酸の作用が心と体の緊張を和らげます

ビタミンやミネラルには、脳や神経の働きを正常にする作用があり、不足するとストレスに弱く、イライラや不安になりやすくなりますので、ビタミン、ミネラルを含む食品をしっかりと摂りましょう。また、香りもストレスを解消する効果があり、レモンやオレンジなどの柑橘《かんきつ》系の香りの果汁や果肉を入れると、ストレスを和らげます。

酢に含まれるクエン酸には乳酸を分解し疲労を回復させる効果があります。香りとクエン酸の作用を活用しましょう。

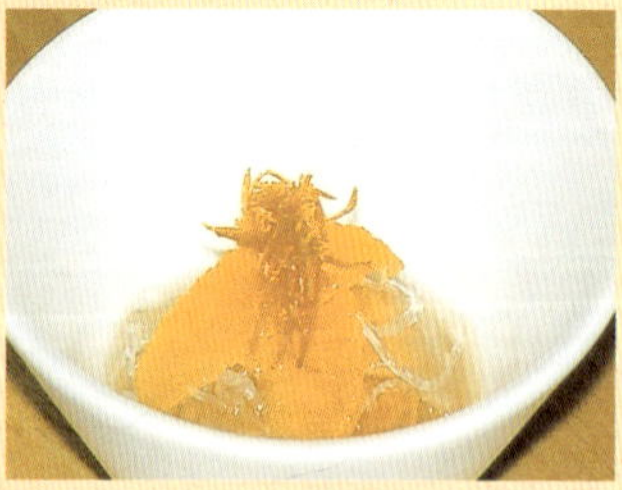

アロエとオレンジの酢の物。アロエの果肉、カンテン、オレンジの果肉を酢の物にし、オレンジの皮を細かく刻んでのせます。オレンジのさわやかな香りが心を和ませ、酢に含まれるクエン酸が疲れを癒しリラックスさせます。他の食材でも試してください。

8 血液ドロドロ

山芋《やまいも》のネバネバ成分とオメガ3脂肪酸で血液サラサラ

血液をきれいにするには、抗酸化作用のあるファイトケミカルを含む野菜を摂るととよいでしょう。オクラ、山芋《やまいも》、サトイモ、モロヘイヤ、メカブ、ワカメなどのネバネバのもとムチンには糖や中性脂肪、コレステロールを代謝し血液をきれいにする作用があるといわれます。また、エゴマ油や亜《あ》麻《ま》仁《に》油に含まれるオメガ3《スリー》脂肪酸は体の中に入ってから必要に応じてDHA、EPAに変化し血液をきれいにしますので魚から摂るよりも効率的に摂れます。

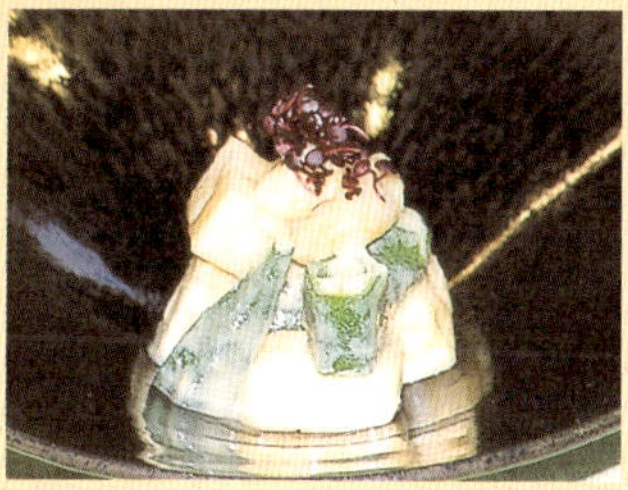

オクラとヤマイモの和え物。ムチンと食物繊維が豊富なオクラと山芋を和え、紫菜をのせます。さらにカルシウムを多く含むモロヘイヤ、小松菜、カリウムを多く含む果物類などをまんべんなく食べるとよいでしょう。

9 糖尿病

多種類の豆を使った料理で良質たんぱく質を摂取

白砂糖を使うのは避けましょう。砂糖を使うなら、腸内環境を整える働きのあるオリゴ糖が豊富なてんさい糖がよいでしょう。豆類などで良質なたんぱく質を取り入れることが大切です。豆類は1種類ではなく、2種類、3種類と多種類の豆を一緒に摂って、さまざまな種類のアミノ酸をまんべんなく取り入れることが大事です。

多種類の豆を一緒に炊《た》き込んだ豆ご飯、煮物、色とりどりの豆を使った豆サラダなどがよいでしょう。

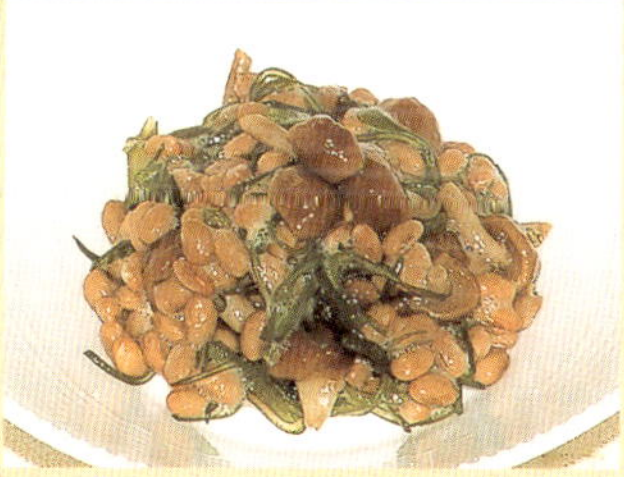

納豆とナメコ、メカブの和え物。納豆の良質なたんぱく質と血液をきれいにするムチンを含むナメコ、メカブの取り合わせです。だし汁で和えることが美味しくつくるポイントです。

10 肥満

揚げ物、脂肪の多い食品は避け、野菜中心、和食中心の食事を

高カロリーの炭水化物や脂肪の摂りすぎを抑えるために、砂糖をたくさん使った甘いものや、油を使った揚げ物、脂肪分の多い肉などを控えます。また、食べ過ぎを抑えるように海藻《かいそう》、玄米、雑穀、野菜などの食物繊維を多く含み、食べると満腹感を感じる食材を多くし、野菜中心、和食中心に食事を組み立てるとよいでしょう。

老化やがんの引き金となる過酸化脂質を増やさないようにするために、加工された植物油の使用を控えるなどの工夫も大事です。

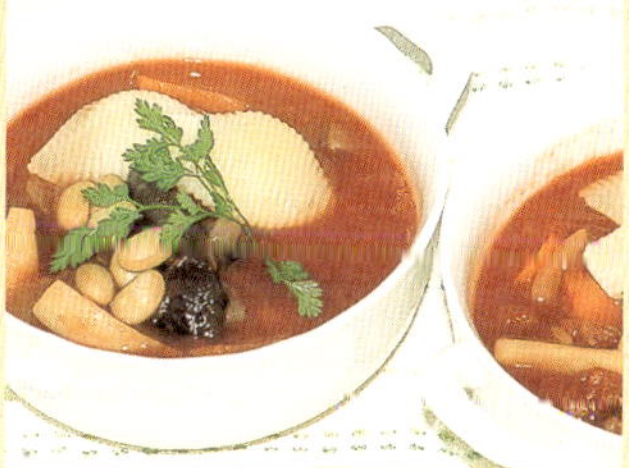

ミネストローネ。トマトスープをベースに、ペンネ、タケノコ、大豆、シイタケ、ニンジンなど、食物繊維と抗酸化作用のあるファイトケミカル（植物性栄養素）が豊富な野菜を使います。また、カンテンなど海藻類は満腹感が得られて効果的です。

11 がん

抗酸化作用のあるファイトケミカルやオメガ3脂肪酸を含む食品を

がん予防作用のあるファイトケミカルを豊富に含む野菜にはタマネギ、ニンニク、ニラなどがあります。ファイトケミカルは熱にも強いので、いろいろな料理に入れて、なるべく多く摂《と》ったほうがよいでしょう。

また、エゴマや亜麻仁《あまに》など、オメガ3《スリー》脂肪酸を含む食品を摂って、体内の脂質のバランスを整えることも大事です。オメガ3脂肪酸はホルモン系のバランスをよくし、悪玉コレステロールや中性脂肪を減らし、がんの発生を抑えて免疫力を高めます。

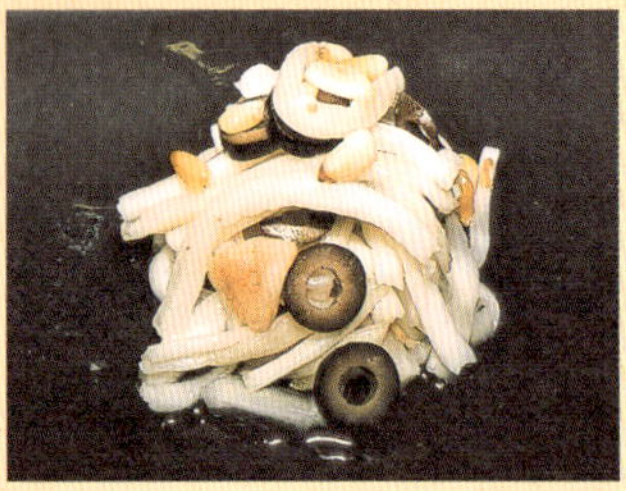

白菜の酢の物。白菜、ニンニク、松の実、オリーブ、亜麻仁油、レモン汁。ファイトケミカルは熱にも強いので、温野菜やスープにすると量が摂れます。油はオメガ3脂肪酸を含むエゴマ油や亜麻仁油などがよいでしょう。

12 腎《じん》臓《ぞう》病

大豆、豆腐などの豆類や豆製品とカリウムを含む果物を組み合わせて

腎臓は全身の細胞から運ばれた血液中の老廃物を尿中に排出し、きれいになった血液を全身に戻す、体液バランスの調整、血圧の調整、赤血球の生産促進に働くホルモンの分泌などの重要な働きをしています。

腎臓の回復には利尿作用のあるサポニンを豊富に含む大豆、小豆などの豆類や豆腐、納豆などの豆製品を摂るとよいでしょう。塩分を控えめにし、若干のカリウムの入った果物を摂ると、利尿作用で体内の余分なナトリウムを流してくれます。

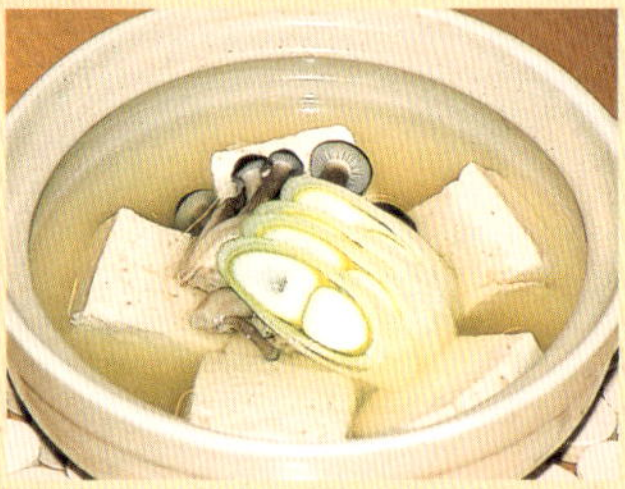

ネギ、キノコの入った湯豆腐。豆腐は良質のたんぱく源です。湯豆腐以外にも豆料理を積極的に摂るとよいでしょう。ただし、塩分は控えめに。他に腎臓によいといわれる食品はキャベツ、黒ゴマ、黒豆、山芋、サトイモ、ウナギ、ホタテ、卵など。

13 肝《かん》臓《ぞう》病

ミネラルが豊富な魚介類とカレーのもとターメリックを

肝臓は体内の有害物質の解毒をはじめ、とても重要な働きをしています。弱った肝機能を高めるには亜鉛やクロムなどのミネラル類が必要とされます。亜鉛やクロムなどのミネラル類はカキなどの魚介類、海藻、ひじきに豊富に含まれます。

また、肝臓を保護する働きのあるターメリックを豊富に含むウコンなどを摂るとよいでしょう。ターメリックはカレーの原料として使われます。魚介類のカレーなど肝臓の機能を高める食事としておすすめです。

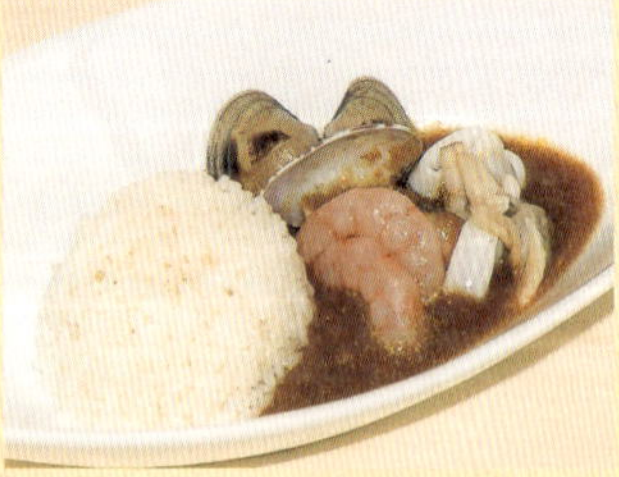

アサリ、エビ入りの魚介類のカレー。魚介類に含まれる亜鉛などのミネラル類とターメリックが肝臓の機能を高めます。肝臓を守るには、ビタミン、ミネラルを十分に摂り、塩分を控えめにし、動物性脂肪の摂取とアルコールを抑えることも大事です。

14 骨粗しょう症

カルシウムとたんぱく質、ビタミンDを多種類の食品から

カルシウム、タンパク質、ビタミンDを多く含んだ食事を摂ることが大事です。

カルシウムは煮干、タタミイワシなどの小魚類、ノリ、ワカメなどの海藻《かいそう》類、納豆、テンペなどの大豆製品に豊富です。

また、テンペや納豆などの大豆製品に含まれるイソフラボンにはカルシウムの流出を抑える作用があります。たんぱく質は魚類、卵類や肉乳製品、大豆製品、ビタミンDはシイタケなどのキノコ類、サバ、マグロなど背の青い魚に多く含まれます。

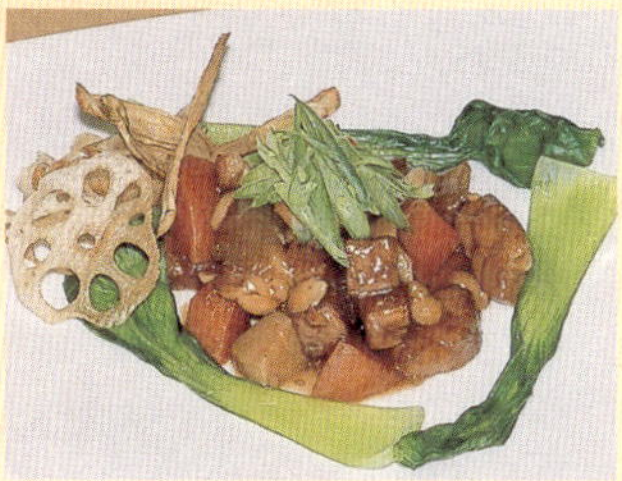

テンペの酢豚風。テンペ、ニンジン、ゴボウ、レンコン、大豆、タケノコ、インゲン、チンゲンサイなど多種類の野菜が使われています。不足するカルシウム、たんぱく質、リンを、多種類の食品から効率的に摂取することを心がけましょう。

15 アレルギー疾患（アトピー・花粉症）

エゴマや亜麻仁《あまに》、発酵食品で血液をきれいにし、腸内細菌を整える

アレルギーのある人は、まず最初に食材から添加物を除去することが大切です。そして、血液をサラサラにするオメガ3《スリー》脂肪酸が豊富な食品や腸内細菌を整える働きのある食品を摂ることがポイントです。

オメガ3脂肪酸を豊富に含む食品にはエゴマや亜麻仁《あまに》があり、腸内細菌を整える食品には、ぬか漬やキムチ、ヨーグルトなど有用微生物や酵素が豊富な発酵食品や、てんさい糖、大豆、トウモロコシなどのオリゴ糖を含む食品があります。

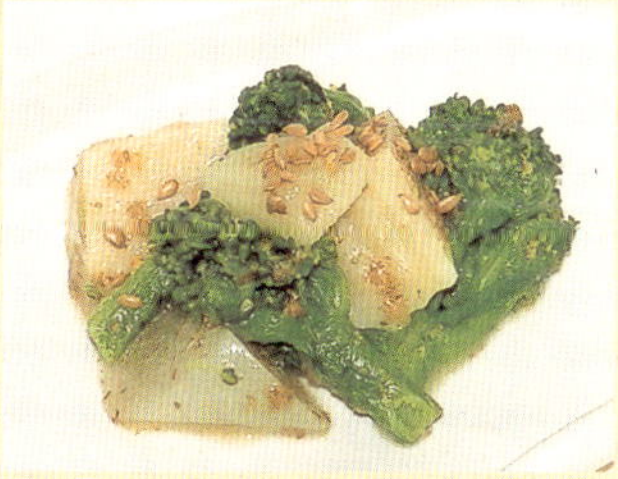

タケノコと菜の花の亜麻仁和え。ゴマ和えのゴマのように、エゴマや亜麻仁をすりつぶして野菜のおひたしや酢の物に振りかけたり、和えたりするとよいでしょう。これまでのサラダオイルにかえて、エゴマ油、亜麻仁油を使う料理もおすすめです。

16 老化

抗酸化成分を含む食品を摂り油はオリーブオイル、キャノーラ油に。

老化を防ぐには、細胞の酸化を防ぐ抗酸化作用のある成分、ビタミンA、C、Eや緑黄色野菜に含まれるベータカロテン、トマトに含まれるリコピン、赤ワインに含まれるポリフェノール、柑橘《かんきつ》類に含まれるテルペンなどのファイトケミカル）を含む食品を摂ることが大事です。また、調理でよく使うオメガ6《シックス》系といわれるサラダ油系の油は、体内で酸化しやすいので、オリーブオイルやキャノーラ油など体内で酸化しにくい油を使うほうがよいでしょう。

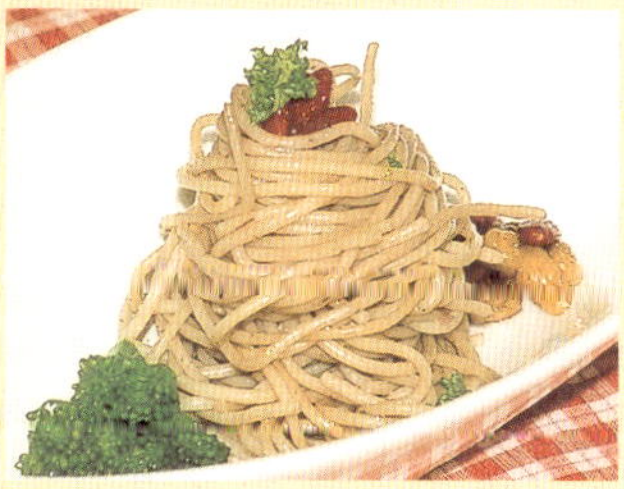

クルミのスパゲティ。クルミ、菜の花、パセリ、パスタ。クルミには良質の脂質やたんぱく質が含まれており、動脈硬化防止、悪玉コレステロールを減らし、老化を防止する作用があります。ビタミンA、C、Eを含む野菜といっしょに摂ると効果的です。

毎日の食材を
おいしく安全に

野菜・果物・魚介類・肉・加工品の 解《げ》毒《どく》・除《じょ》毒《どく》の知恵

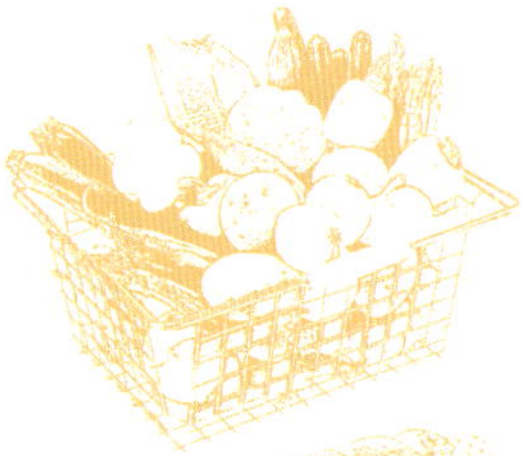

家族に安心なものを食べさせたい、と思っても、ふだん私たちが口にするものには食品添加物、残留農薬、有害ミネラル、ダイオキシンなど、たいへん多くの有害物質が含まれています。はたして近所のスーパーやデパートの地下に並ぶ食材には、本当に安心して食べられるものがどれだけあるでしょう? 毎日の食材を少しでも安全に、しかも、おいしく食べられるように、家庭でできる有害物質の解毒&除毒法をまとめてみました。

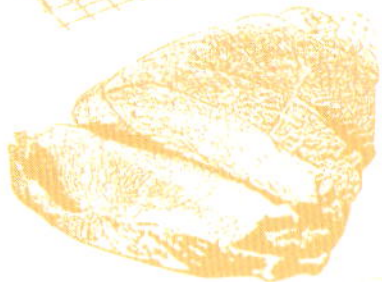

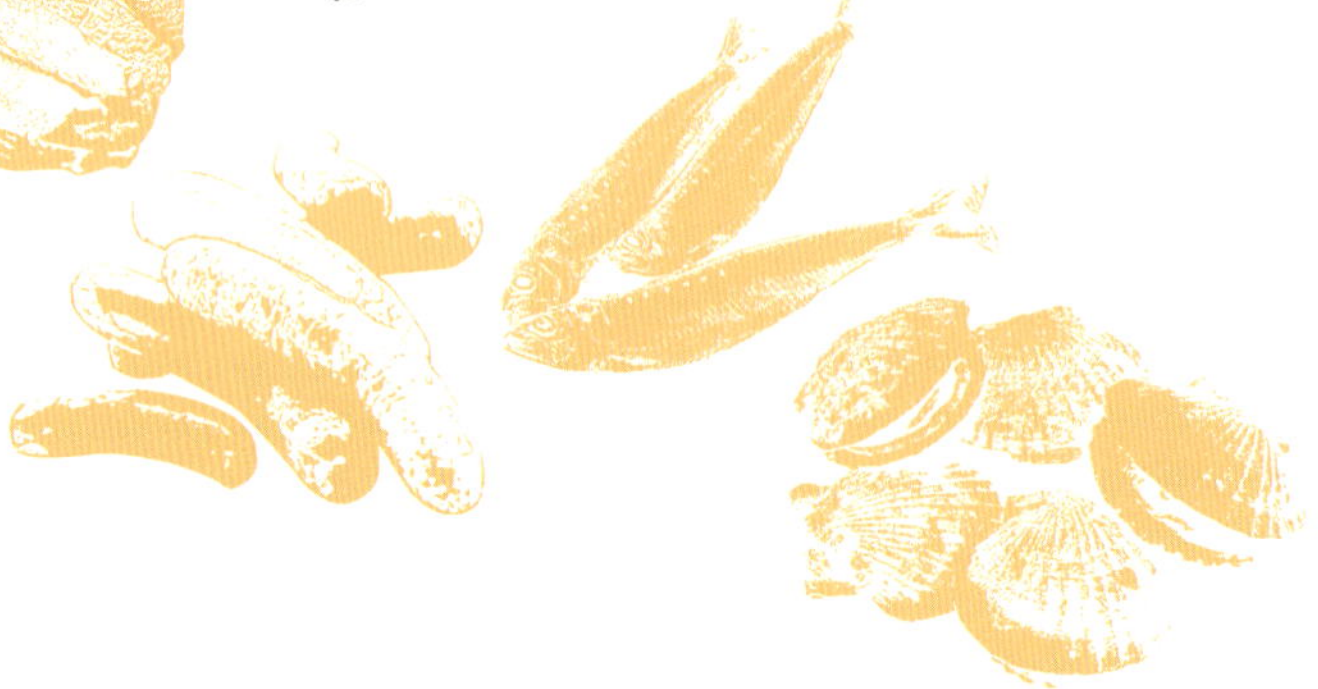

「野菜」

解毒 1 解毒《げどく》作用のある野菜

体内の有害物質を包み込んで吸収する

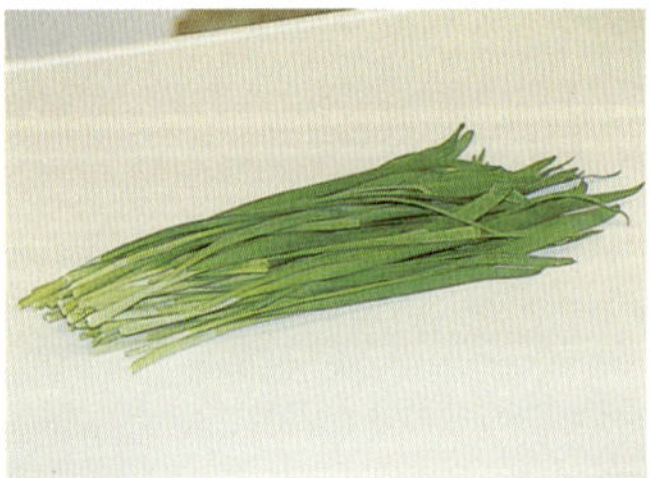

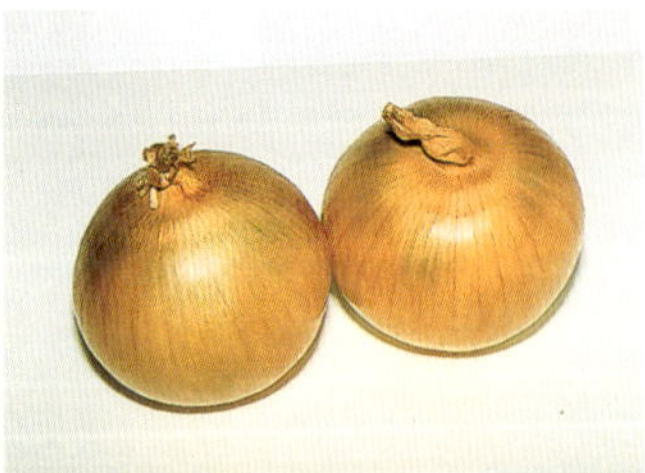

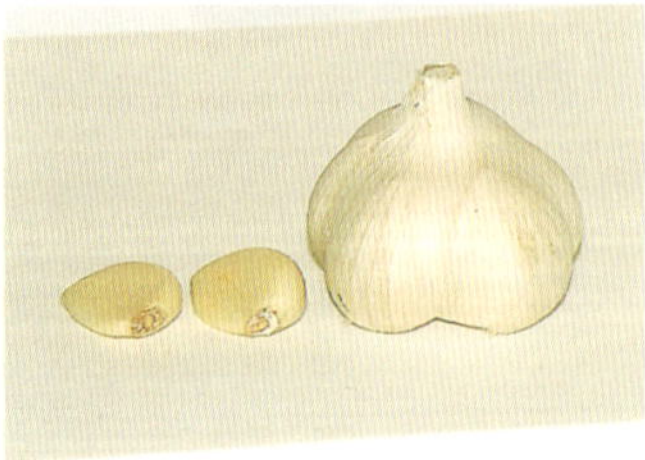

解毒のまずはじめのステップは、有害物質を体に取り込ませないこと。野菜には、体内に入った有害物質を血液中で包み込み、そのままでは吸収させない成分を含むものがあります。包み込むことで、有害物質は分解・排出されやすくなります。

その代表的なものが、イオウ化合物の硫化アリルを含むタマネギ、ニンニク、ニラ、長ネギなど。鼻にツンとくる独特の香りと辛みがある野菜です。硫化アリルは、細かく切ったり、すりおろしにするとより効果的ですが、水にさらしすぎると、せっかくの成分が流れ出てしまうので注意しましょう。

また、タマネギにはケルセチンという成分があり、水銀や鉛、アルミニウムなどの有害ミネラルを包み込む作用があります。ケルセチンはブロッコリー、ほうれん草、リンゴなどにも豊富です。

ニラ、ニンニクも硫化アリルのほかセレン（左ページ参照）が多く、抗がん作用や汗をかくことでの解毒も期待できます。

P52〜57は、食品問題研究家の増尾清さんにお話を伺い編集部でまとめました。

解毒2 解毒作用のある野菜

体内の有害物質を無害化する

体に入った有害物質を解毒し、無毒化するのは肝臓の役目です。そのためには、肝臓をいつも元気にしておく必要があります。

肝臓の解毒力を高めてくれるのはブロッコリーやカリフラワー、大根、キャベツ、白菜、わさびなどのアブラナ科の野菜です。例えば、とんかつのキャベツ、焼き魚の大根おろし、刺身のツマの大根やわさびは、一緒に食べるだけで肉や魚に蓄積された成長ホルモン剤や、水銀などの解毒にひと役かっているわけです。

さらに、ブロッコリーにはスルフォラファンやビタミンCが豊富で、タマネギなどの硫化アリルとともに、肝臓で作られる発がん物質の解毒酵素をより活発にします。

また、必須ミネラルのセレン（セレニウム）も、水銀やカドミウムなどの有害ミネラルと結合して無毒化する働きがあります。セレンは、ネギ類やニンニク、ワカサギやイワシ、海藻《かいそう》、玄米、大豆、ナッツ類などにも多く含まれています。

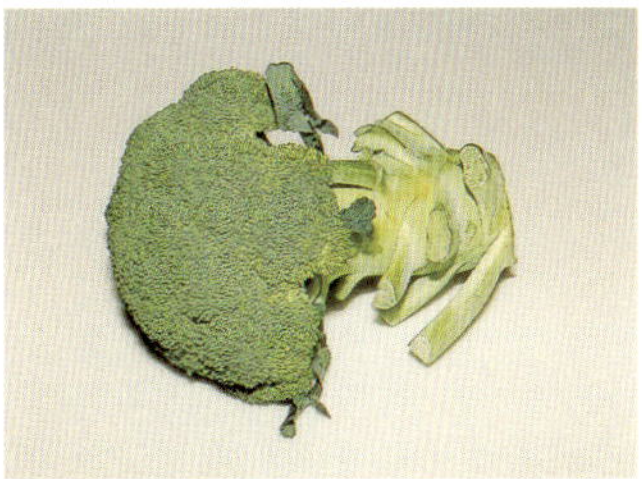

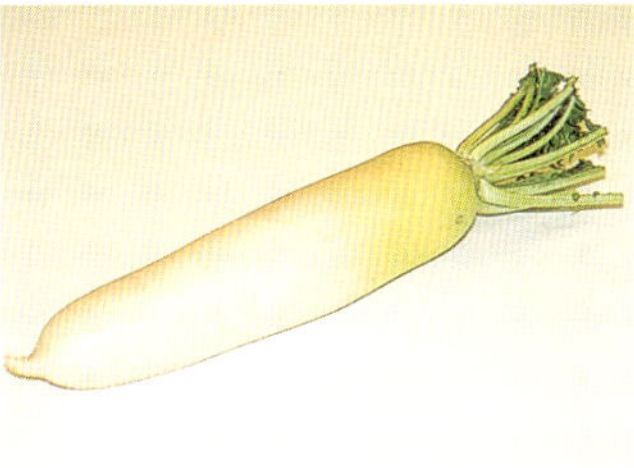

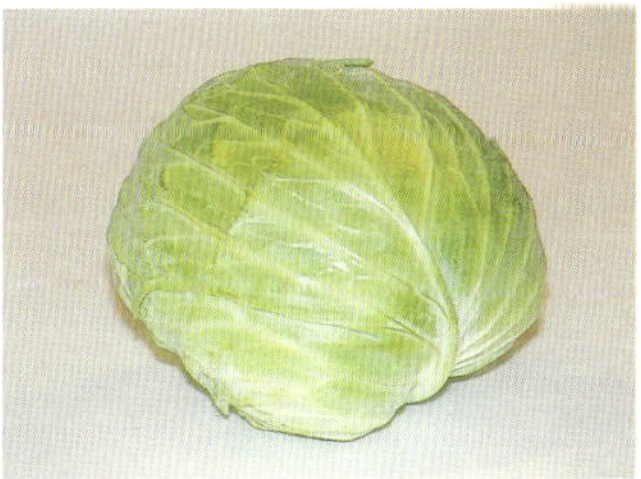

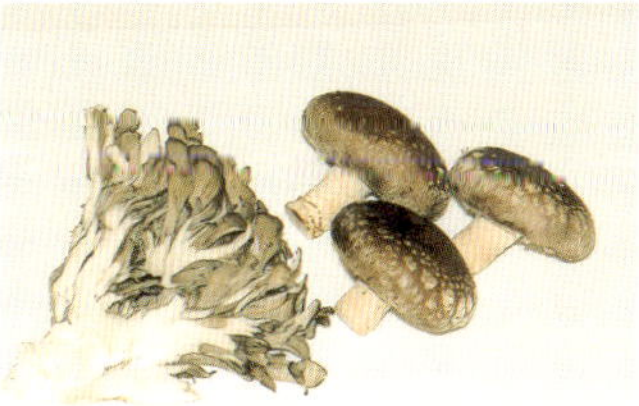

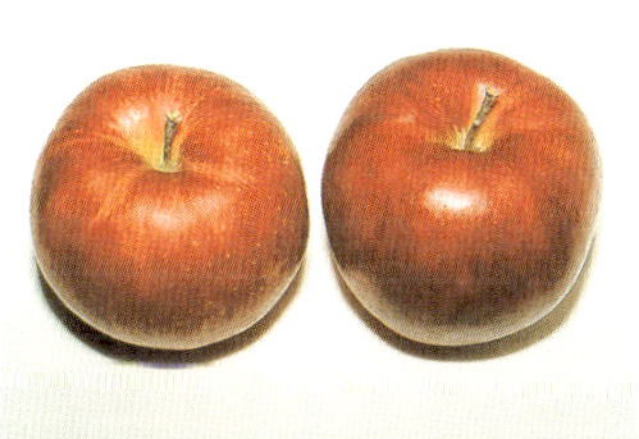

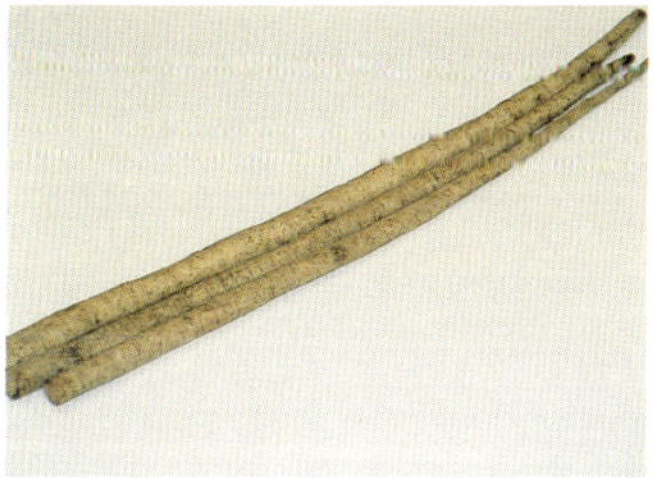

解毒3 解毒作用のある野菜

有害物質の体外への排出をうながす

解毒の次のステップは排出です。排出のほとんどは便からなので、便通をうながす食物繊維が豊富なものを食べましょう。キノコや海藻、リンゴなどの果物、ゴボウ、里芋などの根菜類です。

とくに、キノコは免疫力を高めるβグルカン（多糖体：食物繊維の一種）、ビタミンB・Dを含むうえにうま味成分も豊富です。みそ汁、煮物、炒め物など、毎日の料理に種類を幅広く組み合わせて使いたいものです。

また、キノコやゴボウの食物繊維は、水に溶けない不溶性のものがほとんど。不溶性の食物繊維は、腸に入ると水分を吸収し、たまった有害物質や老廃物、余分な脂肪などもからめとって便とともに排出してくれます。かさが増えて腸管を刺激するので、より便通がよくなります。一方、リンゴやキウイ、レンコン、コンニャク、海藻などの水溶性食物繊維は、有害物質の腸吸収を防ぐ働きも。種類をいくつか組み合わせて食べるのがコツです。

「野菜・果物」

除毒　除毒《じょどく》のための野菜・果物の下ごしらえ

野菜の除毒は、基本的な下ごしらえでほとんど解消します。水洗いするときは、傷がつきやすいアスパラガスやブロッコリー、果物などは、流水でサッと洗いましょう。大根、ニンジン、ジャガイモなどは皮をむいてからも洗います。ゴボウやレンコンは、切ったらすぐ酢水にさらしてアクを抜きましょう。また、ハウス栽培のイチゴなどは、農薬が多く使われがち。へたを取る前に流水をためながら洗います。

キャベツやレタスなどは、もったいないといわずに外側を３枚ほどむきましょう。野菜でも果物でも、皮をむけるものはむいて食べると安心です。

皮ごと食べるキュウリ、オクラなどは軽く塩をふって、まな板の上で転がします（板ずり）。塩化ナトリウムによる浸透圧の作用で、水分とともに内部の農薬などが出てきます。

ほうれん草、小松菜などの葉ものは、はじめに２～３ｃｍ幅に切ってからゆでこぼすと硝酸塩や農薬の心配が減らせます。

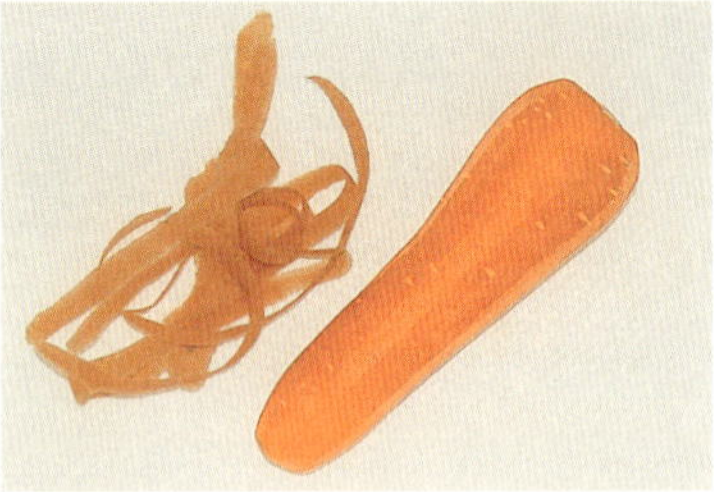

皮をむく
野菜の外側に、より多くの農薬が残留しているので、厚めに皮をむくことでほとんど除毒可能。

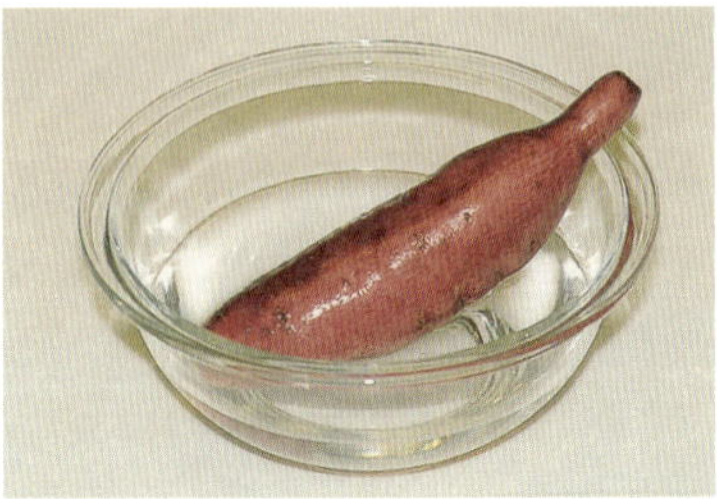

水で洗う
水洗いでも農薬は落とせます。イモ類や大根は、たわしやふきんで傷つけないようこすり洗いを。

「魚」

除毒　除毒のための魚の下ごしらえ

魚は、食物連鎖で蓄積された有機水銀やダイオキシンなどが心配です。養殖魚の場合は、抗生物質の害もあります。より多く蓄積されているのは、頭やエラ、ワタ（内臓）、ウロコなので、これらの部分はなるべく取りのぞきましょう。

煮魚にするときは、煮る前に切れ目を入れて熱湯をかけます。ワタなどを取りのぞいた場合は、洗うようにしてお湯をかけると、血や生臭さがとれ、煮汁がきれいになります。切り身の鮭やタラを鍋物に入れるときも、お湯をかけるか、サッとゆでると、脂に蓄積された有害物質が出てしまいます。

酢洗いや酢漬けも効果的ですが、この酢には有害物質がしみ出しています。漬けていた酢は一度捨て、改めて漬けなおします。ぬか漬け、味噌漬けの魚も焼く前にぬかや味噌をよく落としましょう。また、有害物質はマグロなどの大型魚に、より高濃度で蓄積しています。イワシやシシャモ、ワカサギなど、丸ごと食べられる小魚のほうがおすすめです。

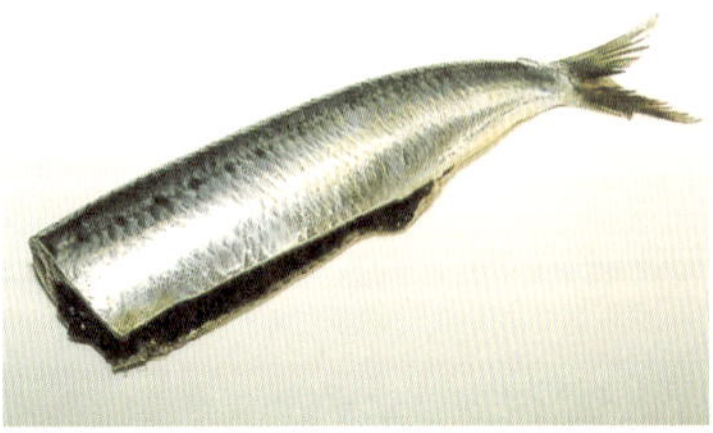

頭やワタをとる
有機水銀やダイオキシンが多くたまりやすい部分なので、頭、エラ、ワタは取りのぞきます。

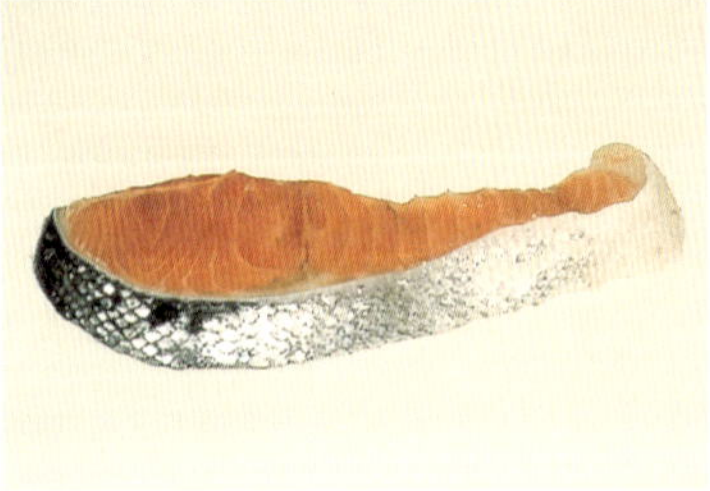

水洗い、湯洗い
切り身魚も一度水洗いを。鍋に入れるときなどは湯どおしして脂をとるとなお安心です。

「貝類」

除毒　除毒のための貝類の下ごしらえ

貝もまた、ダイオキシン、有機水銀などに汚染されている可能性の高い食材です。しかし、カルシウムや鉄、亜鉛、ビタミンB12、タウリンなど、とくに妊娠中・授乳中の女性には必要な栄養素が豊富に含まれているので、しっかり除毒して食べましょう。買うときは国産の旬のものを。むき身はつや、弾力があるものを選びます。

アサリなどの海の貝は塩水に、河川や河口でとれるシジミは真水にひと晩漬けて砂抜きします。静かな場所に置き、時間をかけて貝の呼吸で自然に吐き出させるのがコツです。

生ガキを調理するときは、2倍の量の大根おろしでもみ洗いし、水でふり洗いを。大根によって独特の黒ずみがとれて、有害物質が引き出されます。たくさんの大根おろしを作るのが手間なときは、少量の大根おろしを水で薄めたものや、塩をまぶして洗うだけでも違います。また、しょうゆや酒で下味をつけ、その漬け汁は捨てて、ソテーなどにしてもいいでしょう。

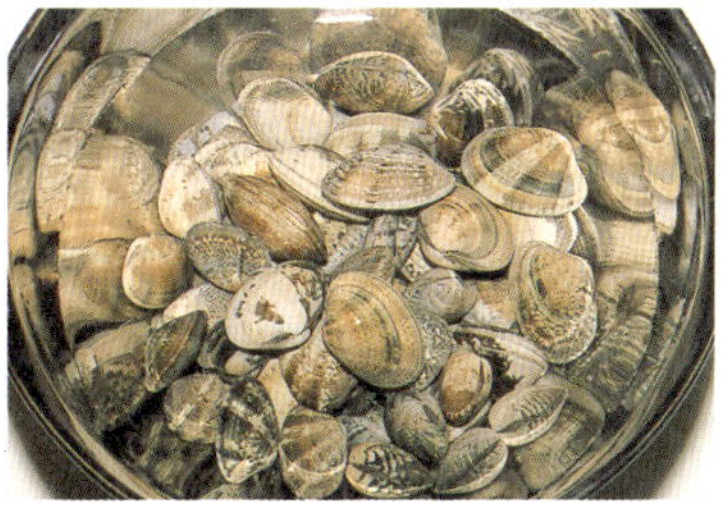

塩水で砂抜きする
アサリやハマグリは5%程度（100gに5g）の塩水に漬けておく。薄暗くて静かな場所に置く。

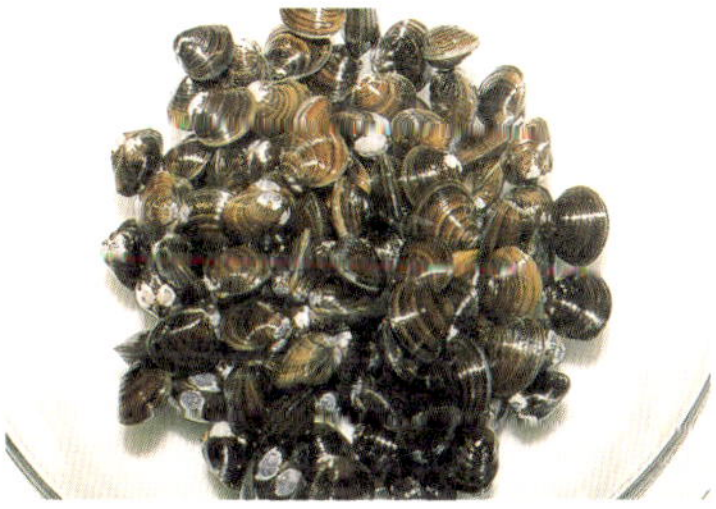

こすり洗いする
しじみは淡水なので真水にひと晩漬ける。その後は流水でこすり洗いして泥をよく落とす。

「肉類」

除毒　除毒のための肉類の下ごしらえ

肉類は、抗生物質、成長ホルモン剤、ダイオキシンが心配です。さらに牛肉のＢＳＥ問題、いったん感染症が出るとあっという間に蔓延《まんえん》してしまう鶏《にわとり》や豚の生育環境の不安など、一般人が入手できる安全な肉はないのか、といわれるほどです。

まずは、できることをやりましょう。有害物質は脂身や皮に多く蓄積されているので、脂身や皮をこまめに取りのぞきます。スーパーの食肉売り場などで希望すれば、切除してくれるところもあります。また、薄切り肉は、広げて湯通ししてから調理します。豚肉のショウガ焼きなどは、漬けたタレを捨て、もう一度タレを作って漬けなおしてから焼きましょう。

カレー、シチュー、肉じゃが、煮物などで使う鶏肉や豚肉は、沸騰《ふっとう》したお湯にサッと色が変わるくらいに通し（霜降《しもふ》り）、水洗いしておくことがポイント。こうして煮ると、アクが少なくなります。アクが出てきたときは、面倒がらずにとりましょう。

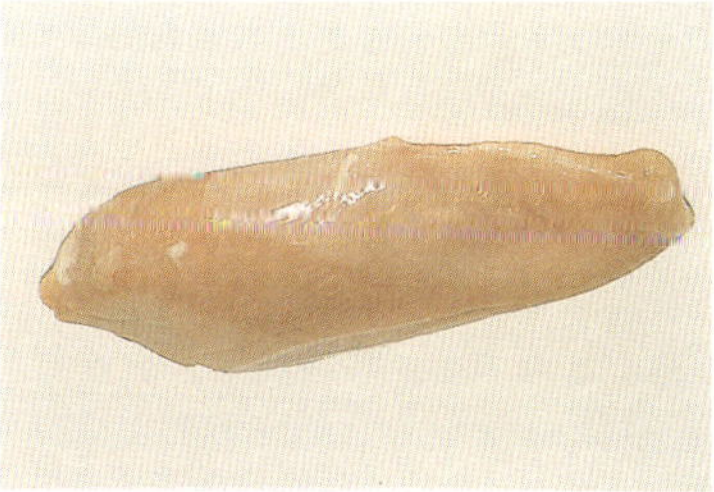

皮や脂身を取り除く
脂身や皮には有害物質がもっとも蓄積されやすいので、調理の前に取り除くことが大切。

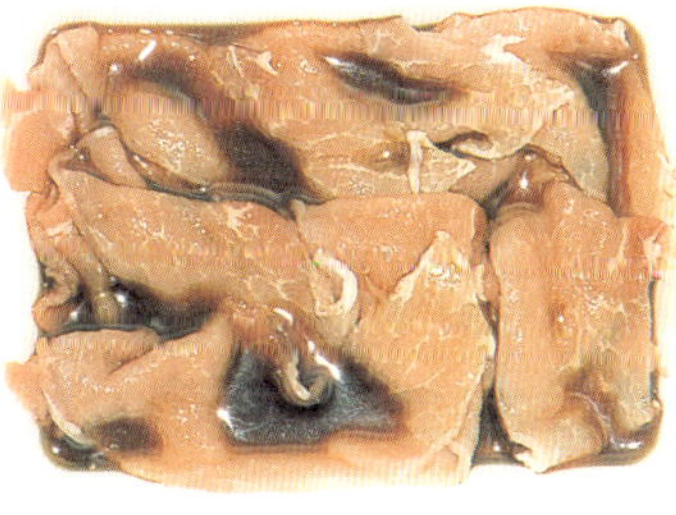

漬けダレは捨てる
豚肉のショウガ焼きなどは、しばらく漬けたら、そのタレは捨てて、もう一度漬けなおす。

「加工食品」

除毒　加工食品の除毒方法

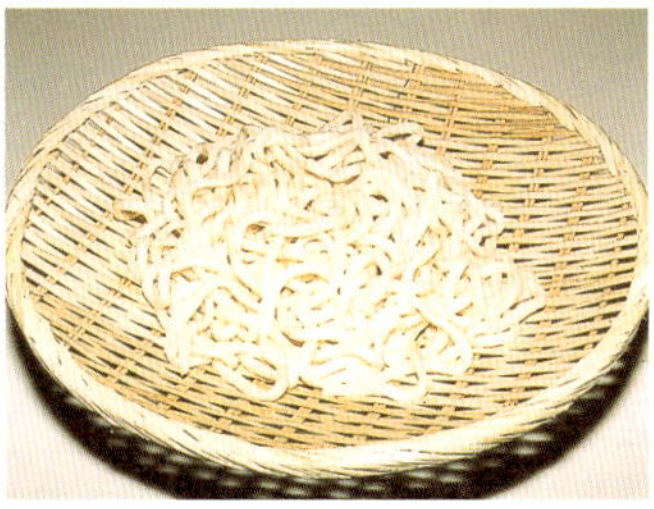

うどん（ゆで麺）

うどんに使われる小麦粉は輸入品であることがほとんど。食塩、酸味料などが添加されているので、一度ゆでこぼすか、湯通ししてから使うこと。国産100％と明示されているもの、細長の乾麺のほうがおすすめ。

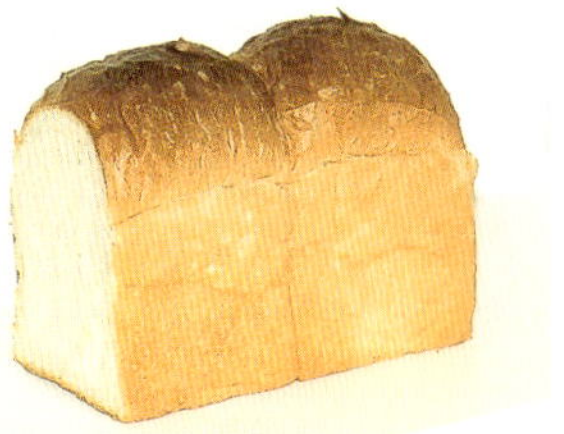

食パン

イーストフード、乳化剤など、具体的な名前のわからない添加物が含まれる食パン。温野菜サラダや果物などを添え、必ずトーストしましょう。色の黒っぽい全粒粉の食パンならば、食物繊維が多くより安全です。

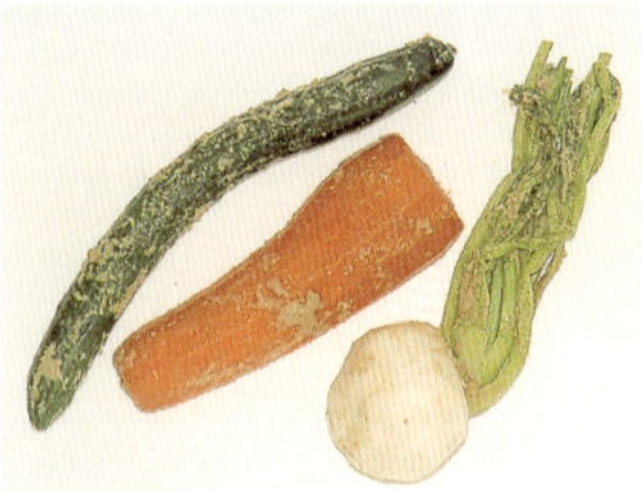

漬け物

発酵食品として注目されている漬け物も、市販のビニールパックのものは添加物がいっぱい。漬け汁を捨て、流水でよく洗いましょう。できれば自宅で、自然発酵した栄養たっぷりのぬか漬けを作りたいもの。

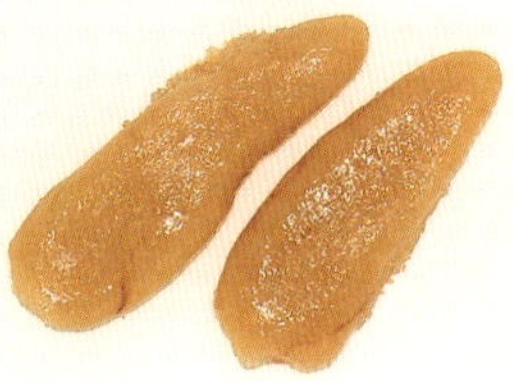

たらこ

合成着色料（赤色102号など）が使われているものは避けます。しかし、「無着色」と表示があっても、亜硝酸ナトリウムやソルビット、ＰＨ調整剤など、かなりの添加物があるので、ゆでるか、湯洗いして食べます。

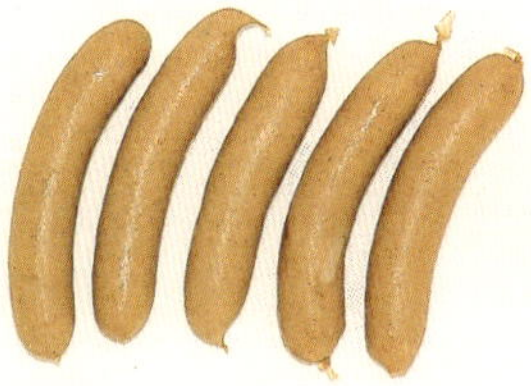

ウインナー

ハムと同様、亜硝酸ナトリウム、リン酸塩、ソルビン酸カリウムなど、添加物が多数。除毒の方法として多めのお湯でゆでこぼしますが、そのとき切り込みを５～６カ所入れると添加物は出やすくなります。

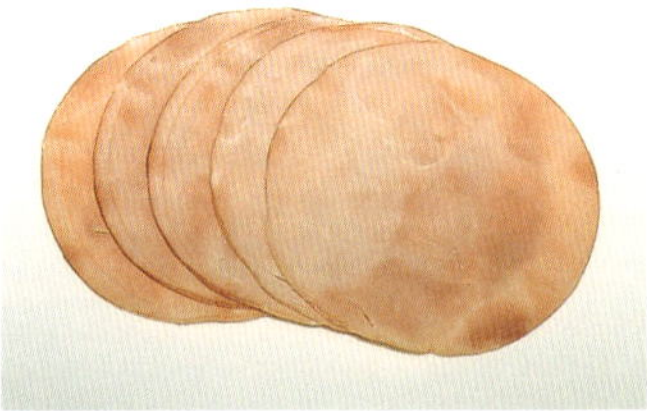

ハム

ハムは湯通しすると、不安の大きい発色剤の亜硝酸ナトリウムなどが除毒できます。原材料名に卵白、乳たんぱく（カゼインＮａ）、たんぱく加水分解物（大豆由来）など、豚肉以外のたんぱく質があれば要注意。

point　加工食品に使われる添加物

製造工程で使用	豆腐のにがりは天然の凝固剤。でもパンのイーストを増やす臭素酸カリウムには発がん性。増粘安定剤、乳化剤なども必要性が疑問。
品質劣化防止	安息香酸、ソルビン酸などの保存料、ＯＰＰなど輸入かんきつ類の防カビ剤、リン酸塩などの品質改良剤ほか、危ないものが多い。
嗜好性を高める	原料が石油の合成着色料、サッカリン、ソルビットなどの甘味料、グルタミン酸ナトリウムなどの調味料ほか。とくに菓子類に注意。
減少した成分を補う	流失しやすいビタミンＣを酸化防止剤として補う。うま味がなくなったものには化学調味料をアミノ酸等として添加する。

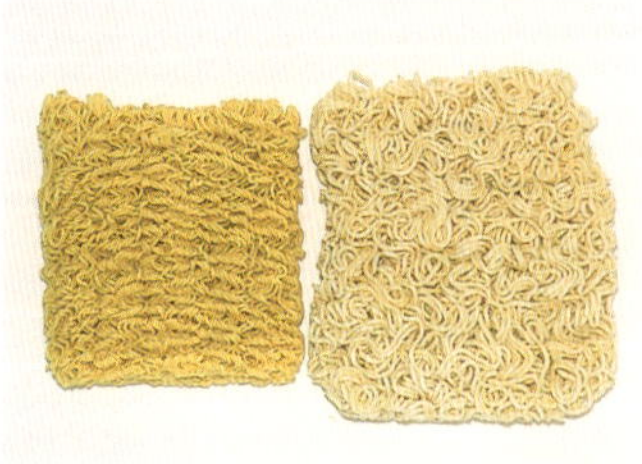

インスタント麺

スープ類が別についているタイプは、麺だけゆでて、ゆで汁は捨てましょう。リン酸塩、かん水※などの添加物が排出します。スープは別の湯で作ります。毎日の常食には、できるだけ避けましょう。

※かん水…中華そばをつくる時に小麦粉にまぜる炭酸ナトリウム・炭酸カリウムなどのアルカリ性の水。

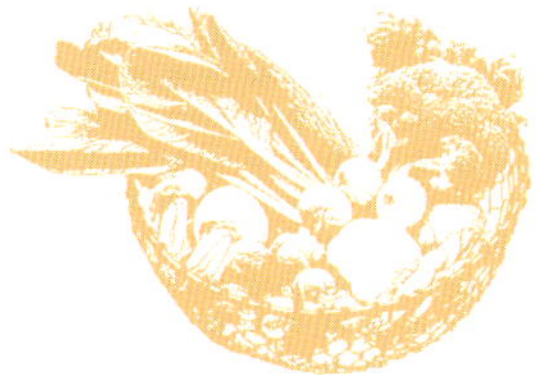

安全でおいしい食のために わたしたちができること

できるだけ自然な食材を購入する

なるべく減・無農薬、減・無化学肥料の野菜を選びましょう。自然に近い食べものほど食材そのものの生命力が満ち、安全で、栄養価が高く、おいしいものです。自然治癒力も高まります。生協や宅配グループ、自然食品店など、農薬や化学肥料などの使用状況が明らかで、生産者の顔が見えるところから購入しましょう。

農薬、食品添加物をなるべく取り入れないようにする

農薬や添加物は、自然界には存在しないものを化学的に合成した、いわば毒物です。解毒作用を持つ野菜を食べる、調理の下ごしらえをひと工夫する、解毒や排出をうながす食べ合わせをすることで、毒は減らすことができます。また、毒物を引き出す力を持つ、酢、しょうゆ、みそなどの調味料を活用しましょう。

毒を出す前に毒を入れない食習慣を身につける

漬け物やおひたし、煮物、みそ汁など、日本の伝統食は、地元でとれた自然な、旬のものを地元で調理して食べるのが基本。古くからあるこの食べ方は、新鮮で生命力に満ちた食材をいただくことで、体の免疫力を高めてくれます。さらに、よく噛《か》んで味わい、楽しみながら食べることで、よりその効果はアップします。

地球環境や自然生態系を汚さない暮らしをする

私たちは、農薬や食品添加物のほか、車の排ガスや廃棄物、合成洗剤、化粧品、パソコン、携帯電話など、便利さと引き換えにカドミウム、鉛、ヒ素などの有害金属やダイオキシンを蔓延《まんえん》させています。化学的に作られた物質が土に取り込まれ、海を汚せば汚すほど、本来の環境が失われてしまうことを考えましょう。

参考文献／『安保徹の食べる免疫力』（世界文化社）安保徹監修、『五訂増補　調理のためのベーシックデータ』女子栄養大学出版部、『材料の下ごしらえ百科』（主婦と生活社）、『家庭でできる食品添加物・農薬を落とす方法』（ＰＨＰ研究所）増尾清著、『長生きする人のカンタン食生活』（角川書店）増尾清著、『からだの毒消し生活術』（サンマーク出版）大森隆史著、『毒消し料理術』（グラフ社）大森隆史・花田美奈子著

<シリーズ企画>共に生きる

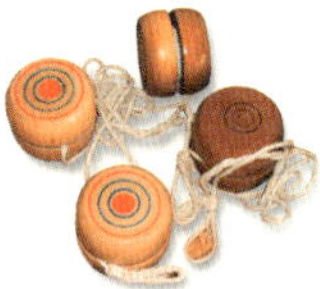

シュタイナーから学ぶ 健康と癒し Vol.1

大村祐子 「ひびきの村」ミカエル・カレッジ代表

オーストラリアのホメオパス、リサ・ロメロ氏による実践的な「人智学医療講座」。熱心に学ぶ全国からの受講生。

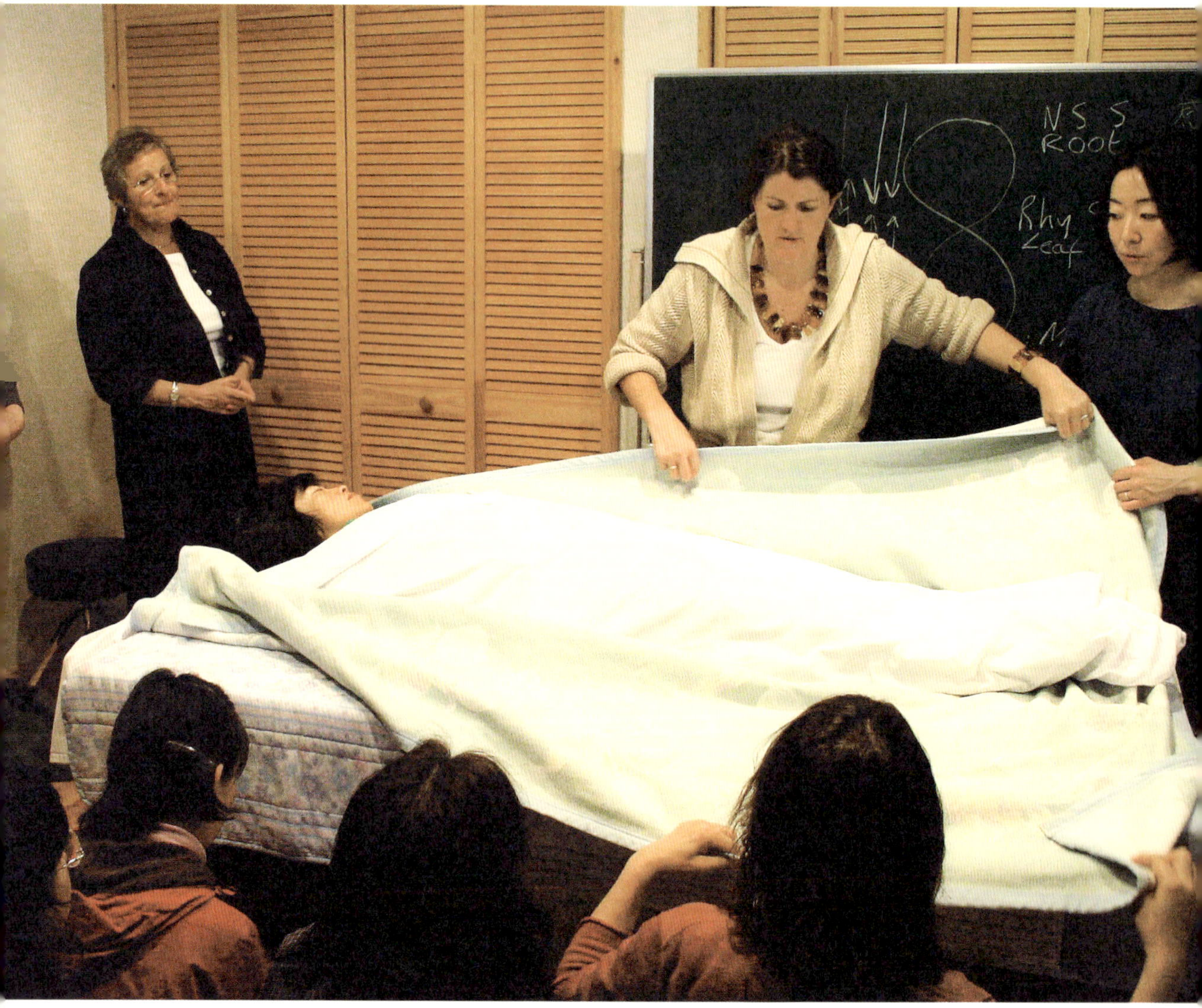

写真／平島邦生

生きること、病気になることの意味

北海道伊達《だて》市郊外の小高い丘の上にある「ひびきの村」は、シュタイナーの思想を学び実践する共同体です。教育、芸術、シュタイナー農業などの活動の他、2004年夏から、オーストラリアの治癒・治療教育家と、ホメオパスのふたりによって、「治癒教育者養成講座」と「人智学（シュタイナー）医療講座」が始められ、障がい児教育者や代替医療の専門家をはじめ、全国から強い関心が向けられています。その概要を、「ひびきの村」代表の大村祐子さんに、全6回にわたりご紹介いただきます。ご期待下さい。

人はだれもが偏《かたよ》りを持っている

人はだれもが偏《かたよ》りを持っています。だれもがバランスを欠いています。偏りを持たない、完全な人はこの世に一人としていません。

また、わたしたちはだれもが両性が持つ特性を秘めてはいますが、女性、または男性として生まれてきます。つまりだれもが片方の性の特性を強く持ち、その性が「男性」であること、「女性」であることを決定するのです。わたしたちが一方の性を強く持っているということ、つまり「女性」、または「男性」であるということは、実に大きな偏りですね。「男性」「女性」であること、それ自身がそもそも偏りであり、母親の胎内で性差が顕《あら》われた瞬間に、わたしたちはその大きな偏りを持ったのです。

また、わたしたちはだれもがそれぞれ固有の気質を持ち、気性を持ち、性向を持っています。また、ある能力に恵まれ、別な能力には恵まれないこともあります。生まれ、育った環境にも偏りがあります。大都会で育てられる人、山村で成長する人、海辺で、大きな町の郊外で、人里離れた山奥で……わたしたちはさまざまに異なる環境で育ちます。

また家庭にも偏りがあります。貧困生活を強いられる家庭、裕福な家庭、裕福であっても家の中が冷え冷えしている家庭、3世代が同居している家庭、ひとりっ子の家庭、兄弟姉妹が大勢いる家庭…そのすべてが偏りと言えば言えるのです。

であるなら、偏りを持たない人、偏りのない環境で育てられる人、偏りのない暮らしをしている人がこの世にいるのでしょうか？

いったいぜんたい、偏りがない人とはどういう人を指すのでしょうか？ そして、どのような環境を偏りのない環境と呼ぶのでしょうか？

そうです。偏りを持たない人は存在しませんし、偏りのない人生もあり得ません。偏りのない環境もありません。この広い地球上のどこを探しても、ひとつとして同じ場所はないのです。海、川、湖、沼、盆地、草地、砂地、山、丘、平地、湿地、森林…それぞれ特有の個性を持っています。個性とはことばを換《か》えれば「偏《かたよ》り」とも言

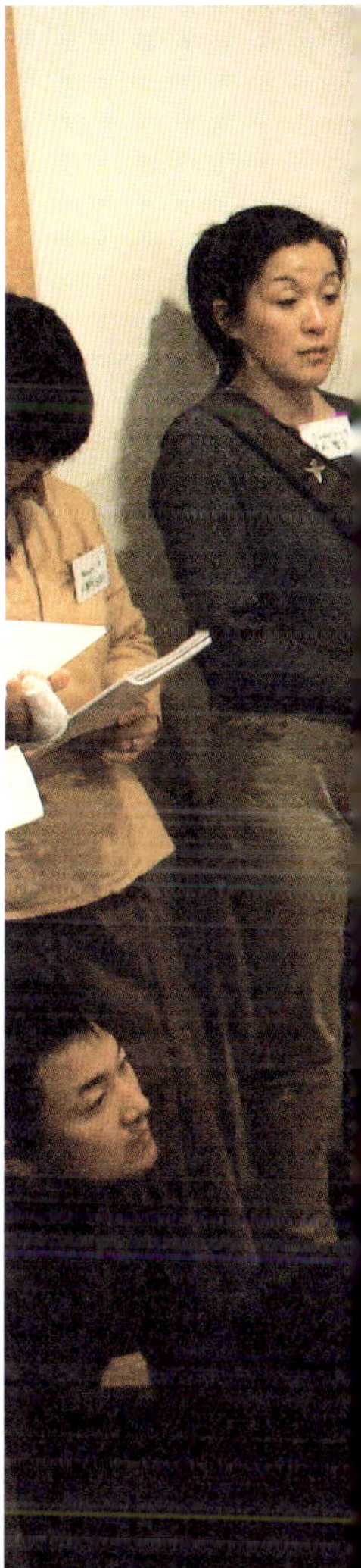

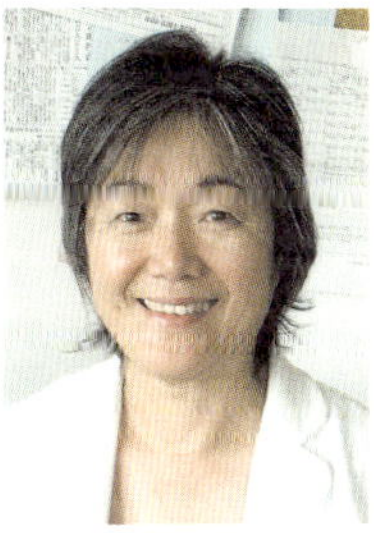

Profile

おおむら ゆうこ
1945年生まれ。'87年より米国のシュタイナー・カレッジで学び、'90〜'92年にシュタイナー学校で教える。カレッジでも日本人のためのコースを開始。'96年、北海道伊達市で「ひびきの村」をスタートし、'98年帰国。現在、同代表。主著に「わたしの話を聞いてくれますか」他22冊。（すべて、ほんの木刊）がある。

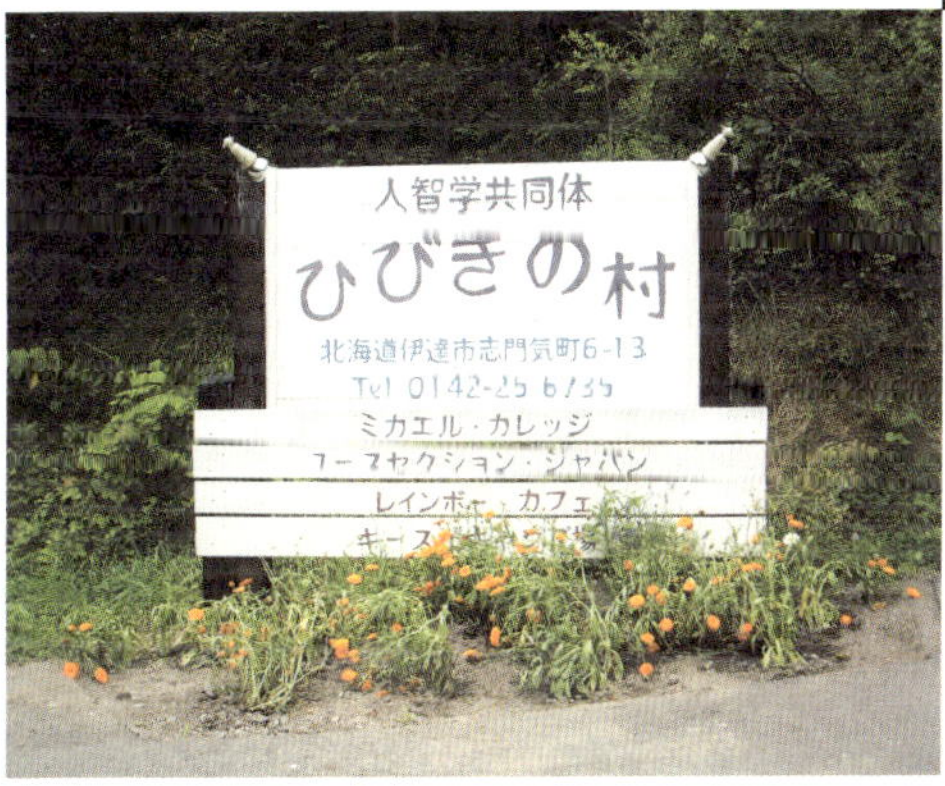

 写真／平島邦生　他は「ほんの木編集部」

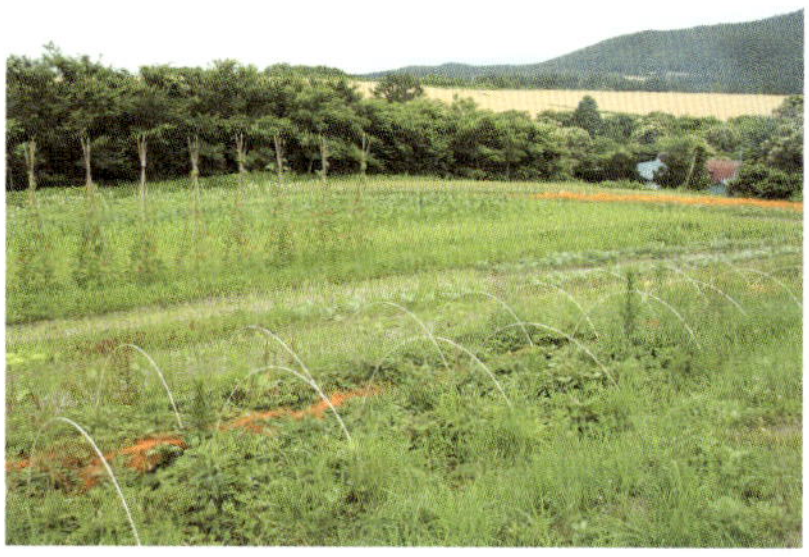

農場は、シュタイナー農法（バイオダイナミック農法）。自然の中で生命力あふれる季節の野菜や果物が…。

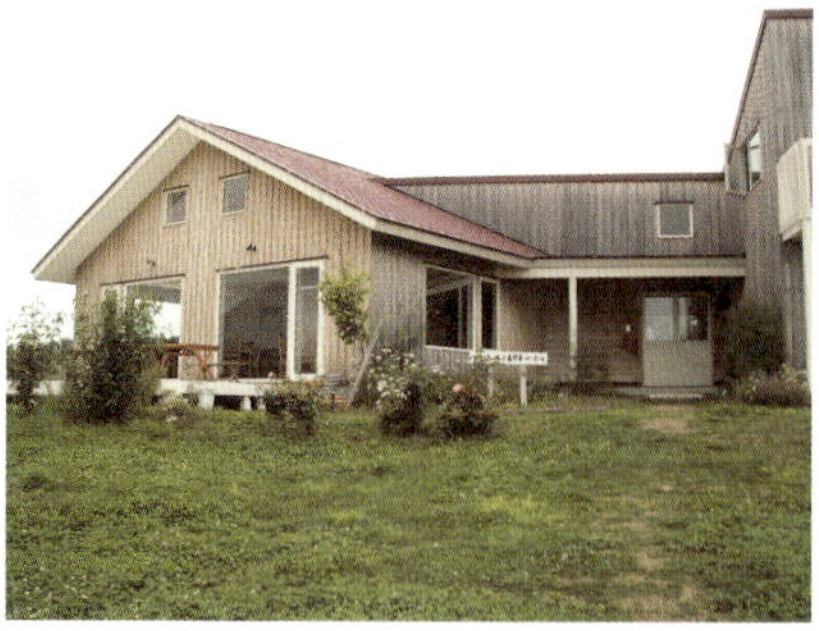

レインボーカフェは、丘の上に建つ憩いの場。学ぶ人々やスタッフのダイニングルームでもある。景色が抜群。

えますね。ですから、わたしたちが暮らしている地球は偏りを持ち、またわたしたち自身も偏りを持つ存在であるということなのです。

なぜ、わたしたちは偏りを持っているのか？

なぜ、わたしたち人間はだれもが偏りを持っているのでしょうか？　なぜ、わたしたちが暮らす地球もまた、多くの偏りを持っているのでしょうか？　そして今、わたしたちはなぜ、偏りを持つ存在として、偏った存在である地球で暮らしているのでしょうか？

偏りを克服し、バランスのとれた、完成された人間となるためにこそ、わたしたちはだれもが偏りを持っているのだと、わたしは考えています。

わたしは物心ついてから長い間、生きることの意味を考え続けてきました。わたしはなぜ生まれたのか？　何をするために生まれたのか？　今ここにわたしと一緒にいる人たちはいったい誰なのか？　何のためにわたしはこの人たちと一緒にいるのか？　…と。そしてようやく分かったことは、「わたしは進化するために生まれてきたのだ」ということでした。そして、進化するということは、「わたしが持つ偏りを克服し、バランスのとれた、完全な存在になることを目指して進むことである」ということが分かりました。

つまり、わたしだけではなく、人はだれでもいつか、偏りのない完成された存在になることを目指して生まれてきたのです。その目標を遂《と》げるためにこそ、人は何度もなんども生まれ変わり、死に変わることが必要なのです。一度きりの人生で、わたしたちが持つすべての偏りをなくすことはできません。わたしたちは生まれ、死に、また生まれ…繰り返し、くりかえして偏りを克服していくのです。そして、いつか、わたしたちが今持つ意識では想像できないほどの長いながい時間が過ぎたころ、わたしたちは偏りのない全《まった》き存在となることでしょう。

こうしてこれから先、人が偏りを克服して進化してゆくと同時に、人が暮らす地球も偏りがなくなり、いつか人と地球とが共に偏りのない完成された存在になるのだと、わたしは今、強い確信を持っています。

死ぬことは恐ろしいことではない

そう確信したとき、わたしはわたしの内に大きな変化が起きたことを感じました。それまで抱えていた、死に対する不安と恐怖が消えていたのです。

「そうだ、そうなのだ。わたしは偏りを持って生まれ、その偏りを克服し、より完成された存在になるために生まれてきたのだ。今回の人生で克服しようと決めてきたことが成就されたとき、今生《こんじょう》での目的は遂げられ、わたしはあちらの世界に戻るのだ。そして、あちらの世界ですべきことをし、時が来たら今生とは異なる課題、つまり別な偏りを持って再び生まれてくるのだ。こうして繰り返しくりかえし、新しい課題を持って生まれてきてはその課題を達成して、わたしは進化してゆくのだ」と考えるに至りました。

　わたしが、生きる意味を知りたいと願い、長い間その答えを求めてさまよい、苦しみ、葛藤《かっとう》しつづけたのは、死に対する不安と恐怖を克服するためだったのだと気付きました。つまり、生きる意味を知ることは、わたしが抱えていた最大の不安と恐怖…「いつ死ぬのか?」「死んだらどうなるのか?」という二つの問いに対する答えを得たということだったのです。

　人はこの二つの問いを抱え、その答えを求めて悩み、苦しみ、さまよい続けています。

　そしてまた、人はこの答えを持たない不確かさがもたらす不安から目を逸《そ》らそうとして、そして不安を忘れようとして安逸《あんいつ》を求め、快楽を追います。またその不安から逃れるために、物質の豊かさを求めて多くの過ちを犯します。また、不安と恐怖心を煽《あお》って人々を支配しようとする者がいます。不安と恐怖心につけ込んで、金儲《もう》けを企《たくら》む人はいつの世にも後を絶ちません。

　もし、人がこの世に生まれてきた目的を知り、「死」に対して抱いている不安と恐怖心を払拭《ふっしょく》することができたら、今よりもっと穏《おだ》やかに、もっと平和に、もっと心静かに暮らすことができるでしょう。そして、この世から争いや、対立、諍《いさか》いが少なくなるに違いありません。

　釈迦《しゃか》が説《と》いたように、「病」と、「老い」と、「死」が、人が持つ最大の苦悩であるなら、それから解放されるためには、それらを克服することもさることながら、それらが持つ意味を理解し、受け入れ、またときにはそれと共に生きることができるようになることが必要なのだと、わたしは思うのです。「老い」と「死」は避《さ》けることができません。では、「病」は避けることができるのでしょうか?

病気の意味

　わたしたちはどんなときに病気になるのでしょうか?

　休息も睡眠も十分にとらずに働きつづけるとき、わたしたちの身体は変調を起こします。その変調は生活のリズムが崩れたために起きるのですね。わたしたちの身体にあるリズムは、呼吸に代表されるように「吸うこと」「吐くこと」です。また「広がる」「縮む」、「外へ」「内へ」、「堅くなる」「柔らかくなる」というリズムもあります。つまり、これらは一つの極から反対の極に移るリズムです。これら

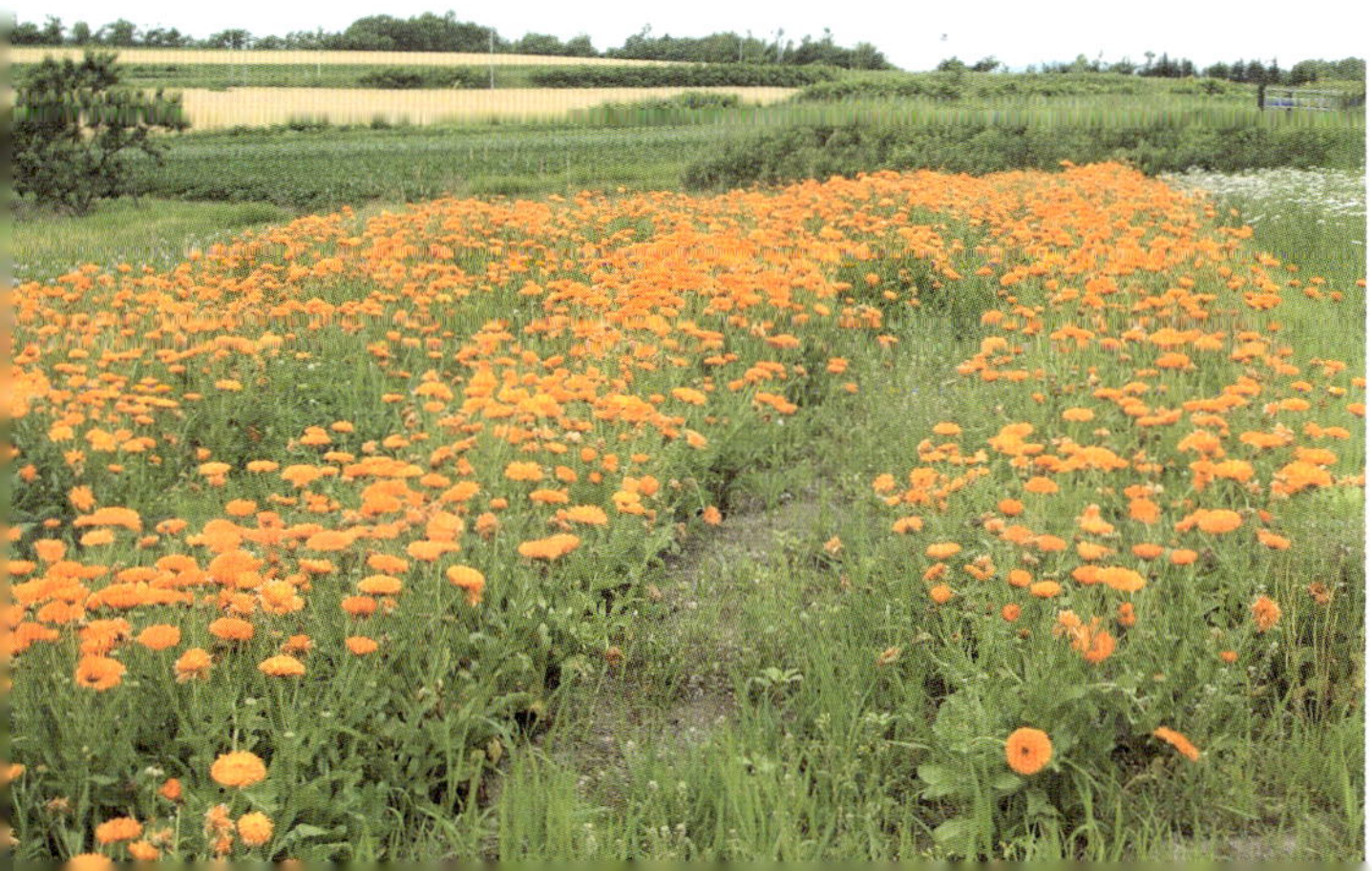

カレンデュラ（ハーブの一種）の畑。緑の畑に色どりを演出している。農場は約2ha。主に自給自足用に20種類以上の野菜が収穫されている。

のリズムがわたしたちの内で保たれているとき、わたしたちは健康な状態を保つことができますが、このリズムが崩されると、たちまち健康がそこなわれることになります。

呼吸はどんなときでも「吸う」、「吐く」ことを繰り返します。いつまでも息を吸いつづけることはできません。また、いつまでも吐きつづけることもできません。そんなことをしては呼吸困難に陥《おちい》ります。

また、わたしたちの身体の中をくまなく巡《めぐ》っている血液も、規則正しく心臓から押し出され、また心臓に戻っていきます。このリズムが崩れると不整脈を起こし、生命を脅《おびや》かす非常事態に陥《おちい》ることがあります。正しいリズムにのって血液が全身を巡るということは、それほど重大なことなのです。

こうして、規則正しい呼吸と、規則正しい血流によって、わたしたちの生命は保証されています。つまり、身体の中のリズムが規則正しく刻まれていれば、わたしたちの健康は保証されるのですね。ことほど左様に、身体の中のリズムは重大な意味を持っています。

ことばを換えれば、リズムが崩れる、リズムが乱れることは健康な状態をそこねるということなのですね。つまり、身体のリズムが乱れると病気になるということです。

たとえば…皆さまも覚えがあることと思いますが、神経を使うことばかりが続くと、胃が痛くなったり、便秘になったり、また反対に下痢を起こすことがありますね。それは思考することで感覚神経系を酷使《こくし》し、律動系（消化）の働きがおろそかになったために引き起こされたことです。

また、激しい肉体労働をつづけた後、頭がぼーっとしていると感じることがあります。そんなとき、深く考えて判断し決断することなど到底できません。それは身体を動かし過ぎたために新陳代謝系の働きが活発になり過ぎて、感覚神経系の働きがついていかれなくなったために起きることなのです。

また皆さまは、こんなことを経験されたことがありませんか？ コンサートに出かけ、素晴らしい音楽を聴いて心が激しく揺《ゆ》さぶられた後、心がワクワク、ドキドキ、ソワソワ、フワフワして定まらず、現実の世界に戻ることがむずかしいと感じる…。それは律動系（感情）の働きが過剰になって、感覚神経系の働き（思考）と新陳代謝系の働きがにぶってしまったために起こることですね。（これはルドルフ・シュタイナーの人間観の一つである「三層構造」を基にした考えです。このシリーズのNo・5で詳しくお伝えする予定です）

もうお分かりのことでしょう。このように、上記のすべての場合がバランスが崩れたために起きたこと、つまり身体の働きが一方に偏ったために起きたことなのです。

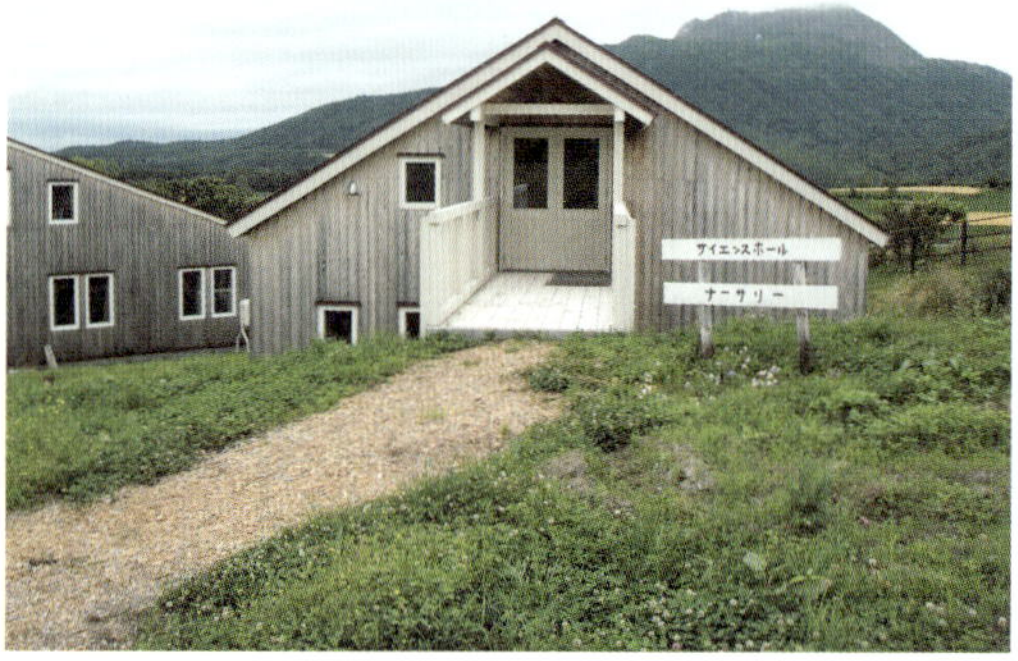

サイエンス・ホール。１Ｆは工作室で木工の授業が行なわれる。２Ｆはフォレストベイ・ナーサリースクール。園児たちの声が聞こえる。

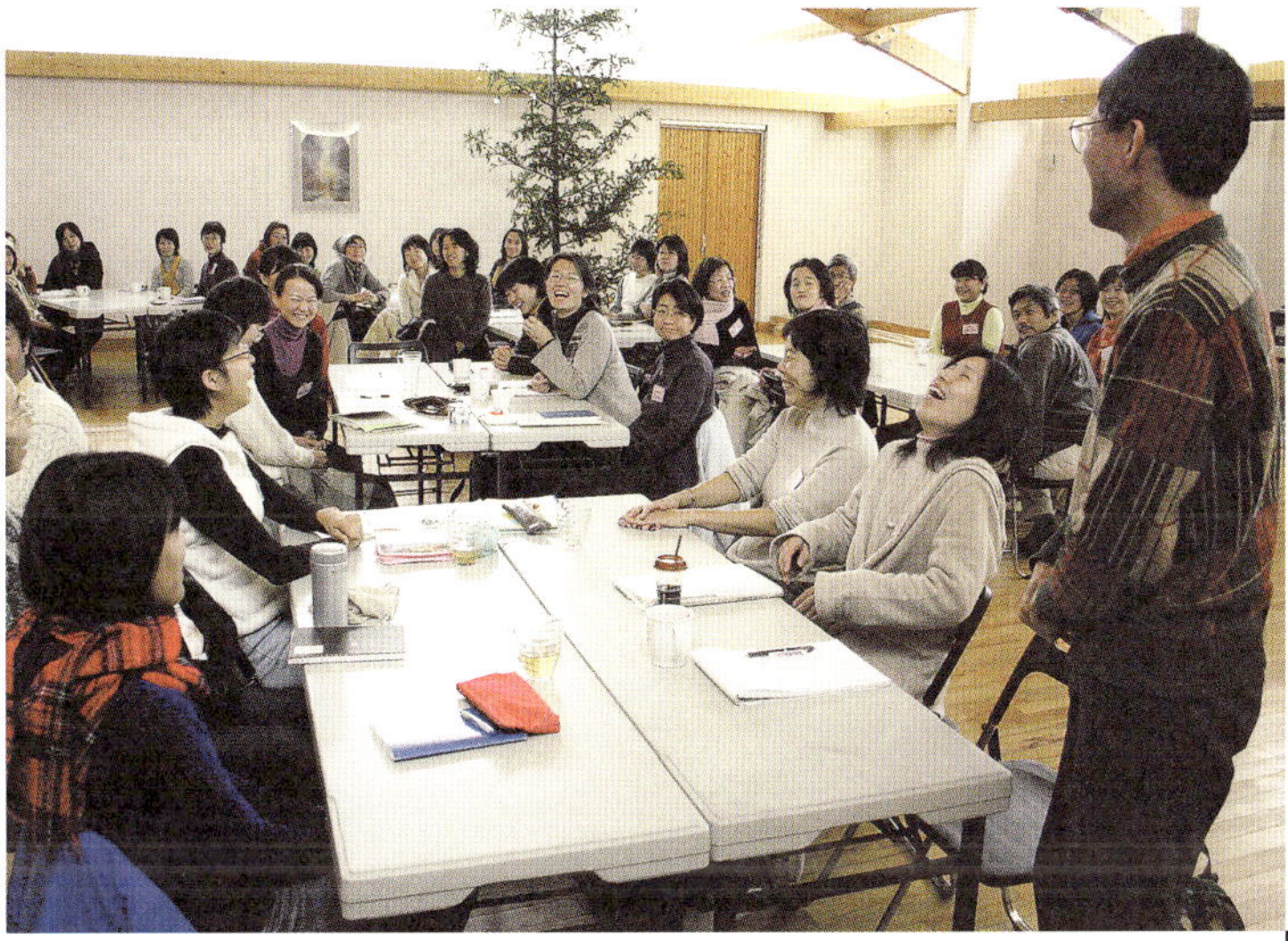

治癒教育者養成講座には全国から、60〜80名が５日間のコースに集まる。‘04年以来８回行なわれた。講師はオーストラリアのバーバラ・ボールドウィン氏。

写真／平島邦生

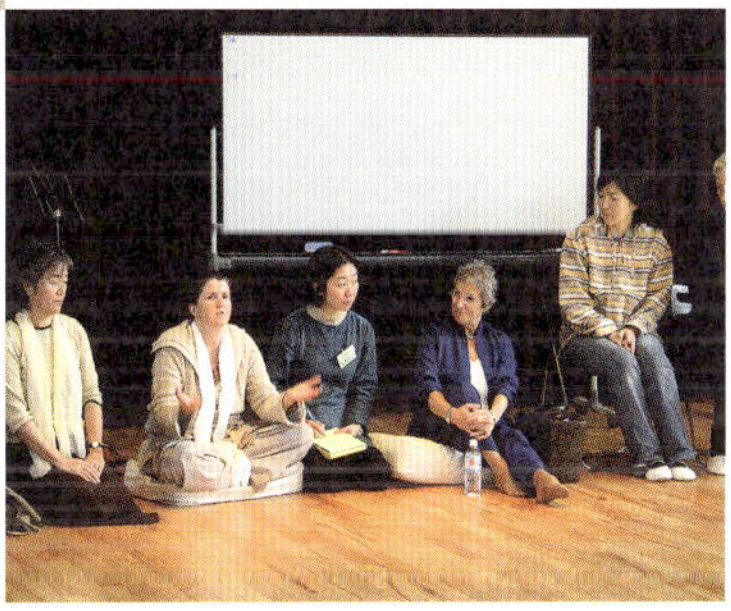

人智学医療講座での、ホメオパシーなどの講義。手を広げ話すのはオーストラリアのリサ・ロメロ氏。ようやく日本にも本格講座が。

このような現象が強く、長くつづくとき、わたしたちは病気になったと感じます。つまり、病気とは身体の中で、ある一つの働き、ある一つの力が他より強く作用する状態になったために起きる現象なのですね。

病気になること

　身体の中で、ある一つの働き、ある一つの力が強く作用する状態になったために病気になるということは、つまり、身体の中のさまざまな働きや、力に偏りが生まれたということに他なりませんね。そうであるなら、その偏りをなくし、バランスのとれた状態に戻すことによって病気は癒されるということなのですね。

　では、その偏りはどこから生まれたのでしょうか？　何がわたしたちの内に偏りをもたらしたのでしょうか？　それは、わたしたちの在り方（内的生活）と暮らしぶりからもたらされたのだと考えられはしないでしょうか？　わたしたちの内面のどこかに偏りがあり、それが内的生活と現実の生活にもまた偏りをもたらすのだと考えられはしないでしょうか？

　わたし自身の在り方と暮らしぶりを考えると、思い当たることがたくさんあります。

　あるとき、わたしはまったく未知の、難しいプロジェクトにとりかかりました。一生懸命仕事をしました。けれど努力しても、努力しても成果があらわれません。まだできることはあるだろうと考えて、さらに努力をかさねました。昼も夜もがむしゃらに仕事をしました。生活のリズムが崩れました。それでも期待したようには報われません。わたしは苛《いら》立ち、その苛立ちを次第に一緒に苦労している仲間に矛先《ほこさき》を向けるようになりました。

「あなたたちが力の限界にまで挑戦しないから、思うような結果が

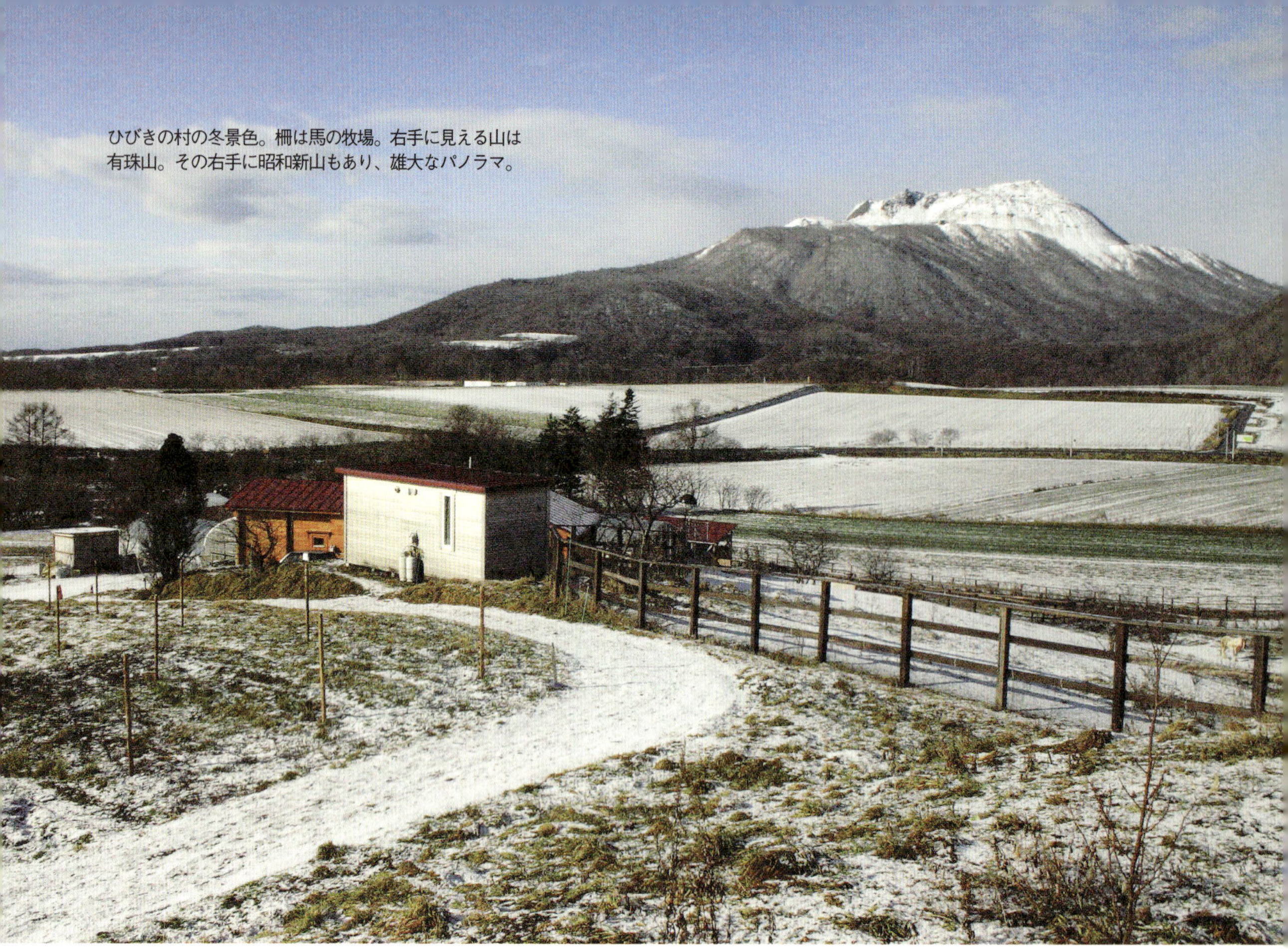

ひびきの村の冬景色。柵は馬の牧場。右手に見える山は有珠山。その右手に昭和新山もあり、雄大なパノラマ。

写真／平島邦生

得られないのよ！」と…。職場の空気は冷たくなり、人間関係は悪くなる一方。その上仲間に怒りをぶつけたことを気に病んで、わたしは眠れなくなりました。そしてプロジェクトは行き詰《づ》まり、とうとう破綻《はたん》をきたしてしまい、わたしは体調を崩してしまうという結果になってしまいました。

病気を癒すこと

わたしは「最善を尽くして天命を待つ」ことを忘れていました。つまり、できる限りの努力をした後は、わたしの力を越えた存在とその力に任《まか》せ、委《ゆだ》ねて「待つ」ことをわたしはできなかったのです。そしてまた、仲間を信頼する力をもわたしは持ち合わせていませんでした。つまり、わたしの内面に不足しているものがあったということなのです。

「信頼する」ことができなかったばかりに、わたしは始終考え続けて食欲を失いました。そしてわたしは身体がだるい、重いと感じるようになり、身体を動かすことが大儀になりました。そうして身体を動かさなかったために律動系（感情）の働きが弱まってしまったのです。またわたしには「待つ」ための力も備えられてはいませんでした。それが苛立《いらだ》ちをつのらせ、仲間に怒りをぶつけ、さらにそれを気に病んで眠りが妨げられることになりました。

こうしてはじめて、わたしはわたし自身の内的な在り方に、大きな偏りがあることに気付くことができたのです。「他者を信頼すること」「人間を越えた存在とその力に委ねること」「待つこと」…それらの力がわたしの内で十分に育っていないことを、病気になってわたしは改めて知ることになったのです。

「未知のものに挑戦する」勇気を、わたしは持っていました。難しいプロジェクトに立ち向かうことを決断する力も備えられていました。けれど、「信頼する」「委ねる」「待つ」力を、わたしは持ち合わせていなかったのです。こうしたわたしの内面の偏りが、わたしの在り方を偏らせ、ひいては生き方をも偏らせてしまったのです。

　このできごとは、わたしが持っている内面の偏りを如実《にょじつ》に示してくれました。そして、内面の偏りが生き方と生活の仕方の中にも、偏りを生み出すということを教えてくれました。

　なんとしても内面の偏りを克服して、バランスがとれた在り方をしたいと熱望しました。そしてわたしはそのために、内的なエクスサイズを始めました。（次号からエクスサイズを学びます）と同時に、生活を見直し、さまざまな習慣を変えるよう試みました。また、身体のなかで起きたさまざまな偏りをなくすためにレメディー（ホメオパシーで使用される医療品、次号から取り上げます）を用いました。さらに、崩してしまった生活のリズムを整えるためのレメディーも用いました。そうすることによって、偏りを克服し、少しでも完成された存在に近づくことができることを願いつつ…。

　こうして病気になるたびに、病気はわたしが内に持っている偏りに気付かせてくれ、それを克服し、わたしが完成された存在になるための機会を与えてくれるのだという確信が、わたしの内でますます強くなっていくのです。

　病気は偏りによってもたらされること、偏りを克服するためにこそわたしたちは病を得るということ、そして、偏りを克服しながらわたしたちは完成された存在へと近づいてゆくのだということ…皆さまは、どのようにお考えでしょうか？

このシリーズで学ぶこと

わたしはルドルフ・シュタイナーの人間観と世界観を学び、彼の思想に基づいた教育の実践を試みている者です。そして近年は、不登校、学習障害、発達障害と呼ばれる困難を持つ子どもたちの教育に取り組んでいます（「ひびきの村」ラファエル・スクール。P67に活動内容を記しました）。子どもと共に過ごした多く時間の中で、学びを確かなものにしてくれたのは、ルドルフ・シュタイナーの人間観と世界観、そして、それに基づいた健康と癒しに対する彼の深い洞察でした。しかし、わたしの学びはまだ緒に就いたばかりです。

　わたしはルドルフ・シュタイナーの示した人間観と世界観を学び、それを今、生活のさまざまな領域で実践したいと試みています。その試みの中で、２００４年夏から、わたしたちの活動する、「ひびきの村」で「治療教育者養成講座」と「人智学医療講座」が始められました。共にオーストラリアで活動されている治癒・治療教育家のバ

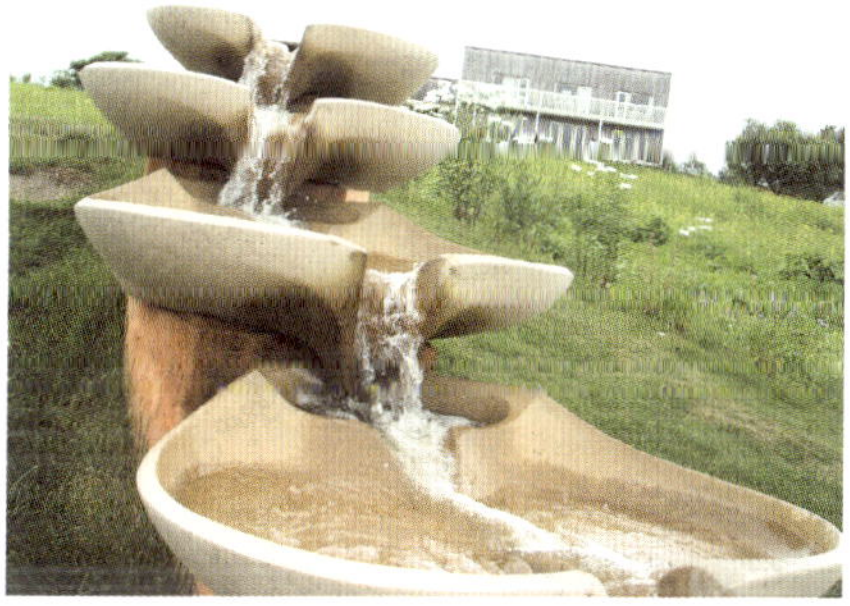

シュタイナー思想の一つ、フローフォーム。8の字を有機的に7回描いて池に落ちる。水に力を与える。

ーバラ・ボールドウィン氏と、ホメオパスのリサ・ロメロ氏の指導を受けています。（次頁に記しました）

お二人が最も強調されたことは、「12の感覚」「四つの気質」「人間の三層構造、四層構造」を学び、理解すること、そして、これらがバランスよく成長することができないとき、人は困難を持ち、またこれらのバランスが崩れたとき、病気になるということを認識することの重要性でした。

このたび、出版社「ほんの木」さんから「治癒教育」と「人智学医療」からわたしが学んだこと、学びつつあること、体験しつつあることなどをお伝えする機会を与えていただきました。

すべてがまだ緒に就《つ》いたばかりのものではありますが、皆さまと共有し、共に学び合い、互いの進化を促すための力に少しでもなれたらありがたいことだと考えています。

どうぞ皆さまのお考え、体験、また問いをお寄せください。共に学びを深める機会となると確信しております。ありがとうございました。

（連載・次号に続く）

幼稚園の子どもたちの特技は遊ぶこと。砂場、丸太の他、遊び道具は、貝殻や木の枝や石ころなど、すべて自然のもの。草の上を走ったり、ころんだり、柵に登ったり、自由に大地とたわむれる。

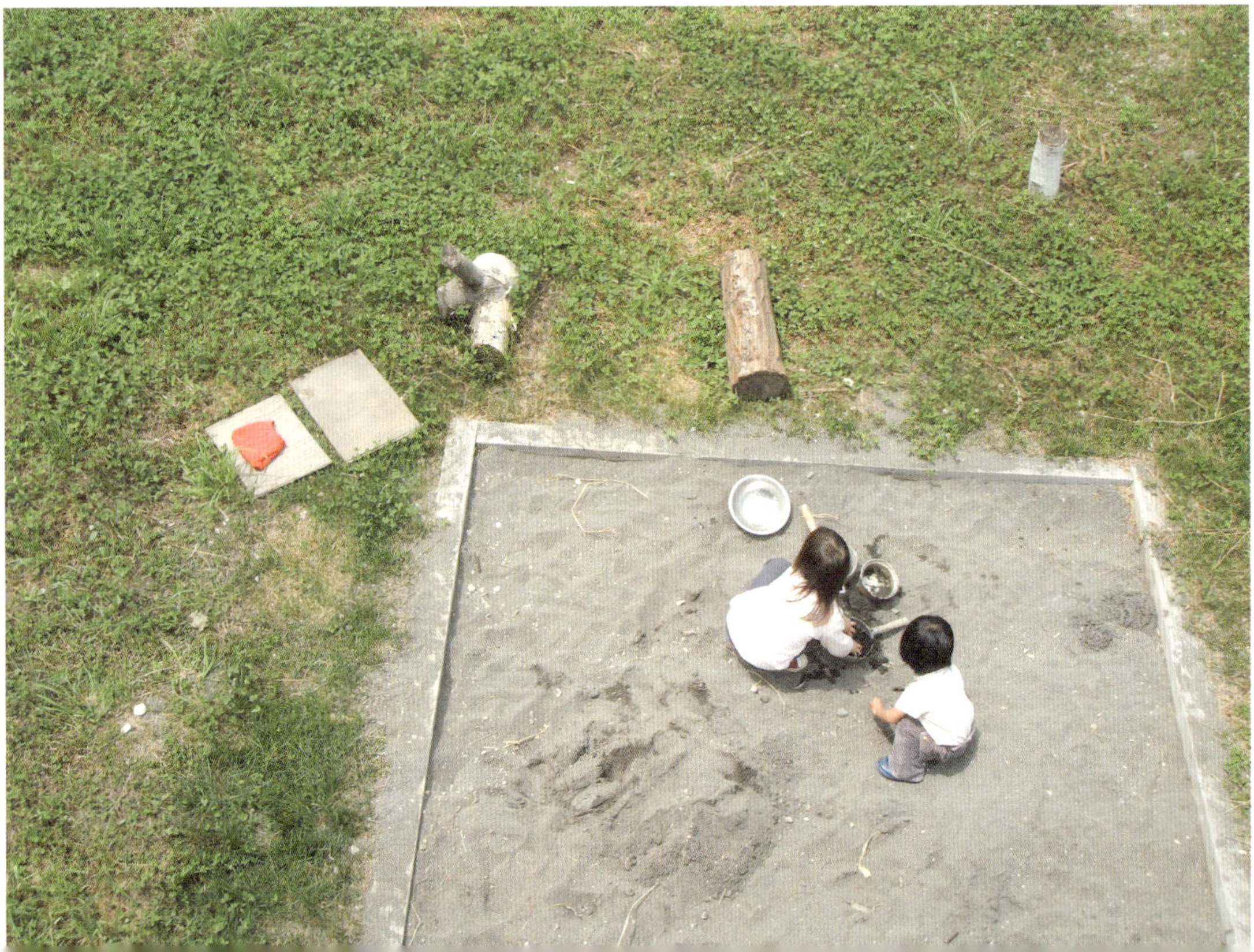

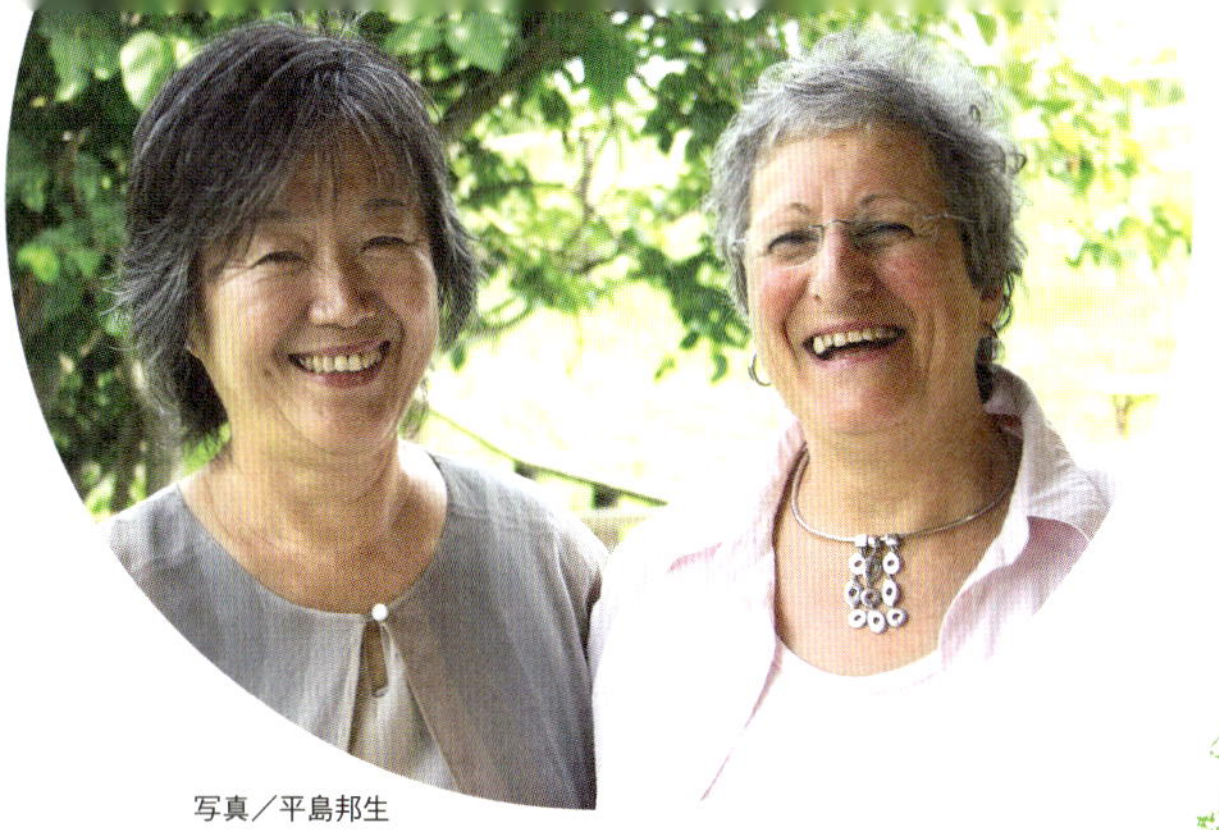

写真／平島邦生

オーストラリアの治癒・治療教育家、バーバラ・ボールドウィン氏と大村祐子さん。ラファエル・スクールの子どもたちのために、大きな力を尽くしている。

ひびきの村からのお知らせ

information

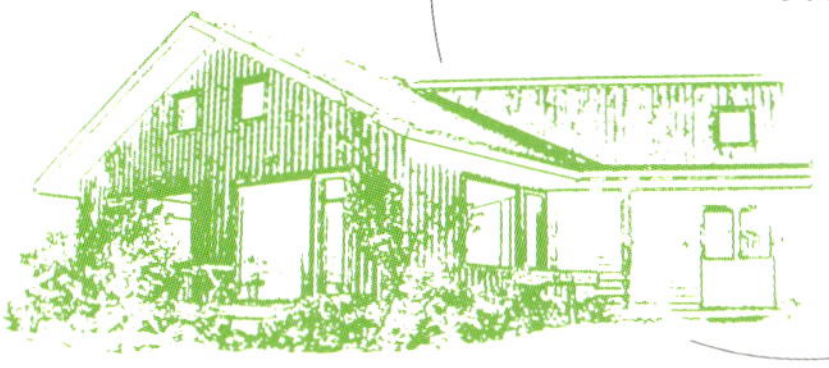

シュタイナー治癒教育講座

ルドルフ・シュタイナーは「教育のすべてが治療、治癒である」と言いました。彼の世界観と人間観を基に行われる治療、治癒教育は、80年以上もの長い間世界中で実践され、子どもたちに大きな力をもたらしています。教育者が子どもたちが持つ困難の意味を深く洞察し、困難と向き合い、共にその困難を担おうするとき、子どもたちとわたしたちを導いてくれる光を見出すことができます。本講座はその光を見出すための作業を、学びとエクスサイズ、実習をとおして行います。

ラファエル・スクール

困難を持つ子ども、持たない子どもが共に助け合い、支え合いながら学ぶことのできる学校です。

「必要なことは、子どもができないことを数えあげて『…だから、わたしには教育できない』と考えるのではなく『…だから、わたしはこの子と共に生きよう』と決めることです」という、ルドルフ・シュタイナーのことばを礎石《そせき》とし、子どもたち一人ひとりがそれぞれ必要とする力を得、やがて自由で自立した人として立ち、他者と共に生きることができるような教育活動を行っています。

農業と健康と癒し

ルドルフ・シュタイナーが提唱したバイオダイナミック農業と人智学医療は、宇宙と自然と人との深い関わりを洞察し、それを基に実践されています。つまり、わたしたち人間は一つの独立した有機体であるということ。また宇宙と地球もそれぞれが有機体として存在していること。そしてさらに宇宙と地球と人間もまた一つの大きな有機体であるという世界観、人間観を持っています。

共通した理念を持つこの両者が互いに結びつき、働き合うとき、人にも地球にも大きな癒しがもたらされることを「ひびきの村」の農場によって試みられています。

人智学医療講座

わたしたちはだれもが「健康である」ことを望んでいます。そして十全に生き、務めを果たしたいと望んでいます。ルドルフ・シュタイナーの人間観を基にした医学、医療では、「健康である」状態とは、心身のすべてにおいてバランスが保たれた状態である、と考えています。つまり「健康が害される」ということは、心身のどこかでバランスが失われたことを示しているのです。本講座では心身のアンバランスがどこで、どのように生まれたのかを洞察し、失われたバランスをどのようにして取り戻すことができるのかを、ホメオパシーをはじめ実践をとおして学びます。

ひびきの村のお問い合せは　TEL　0142−25−6735　FAX　0142−25−6715
Eメール　info@michaelcollege.org　http://www.hibikinomura.org/

お医者さん、専門家に聞いて答える

代《だい》替《たい》療法のQ&A

人間本来の生きる力「自然治癒力」を高めることは、自己免疫力をベストに保つことに他なりません。薬に頼らない、できるだけ医療費のかからない医療と健康を実現するための代替《だいたい》医療の上手な利用法をご紹介します。

Q 誰にでも備わっている自然治癒力って何ですか？

できるだけ医療機関や薬に頼らず、自分の健康は自分で守ろうと代替療法や自然療法に関する講演を聴いたり、書籍を読んでいると「自然治癒力」という言葉によく出会います。人間本来の生命力、健康、元気、長寿の源と言われているこの自然治癒力とはどのような力のことなのでしょうか？

京都府　吉田和彦さん

A 身体を修復し元に戻そうとする力のことです

手を切ったり、ひざをすりむいたりしてできた傷は放っておいても自然に治ります。同じように、胃潰瘍《いかいよう》や潰瘍性大腸炎《かいようせいだいちょうえん》などの内臓の病気にも自然に治るものがあります。この身体の復元力が自然治癒力と呼ばれ、それは誰にでもあるものです。例えば風邪をひいて風邪薬を服用すると、発熱や咳などの症状は緩和されますがウイルスそのものを退治しているわけではありません。風邪のウイルスはその人自身に備わっている自然治癒力によって排除されます。人間には誰にでも薬よりも医者よりも病気を治す、この自然治癒力が備わっているのです。

東京医科大学名誉教授　藤波襄二先生

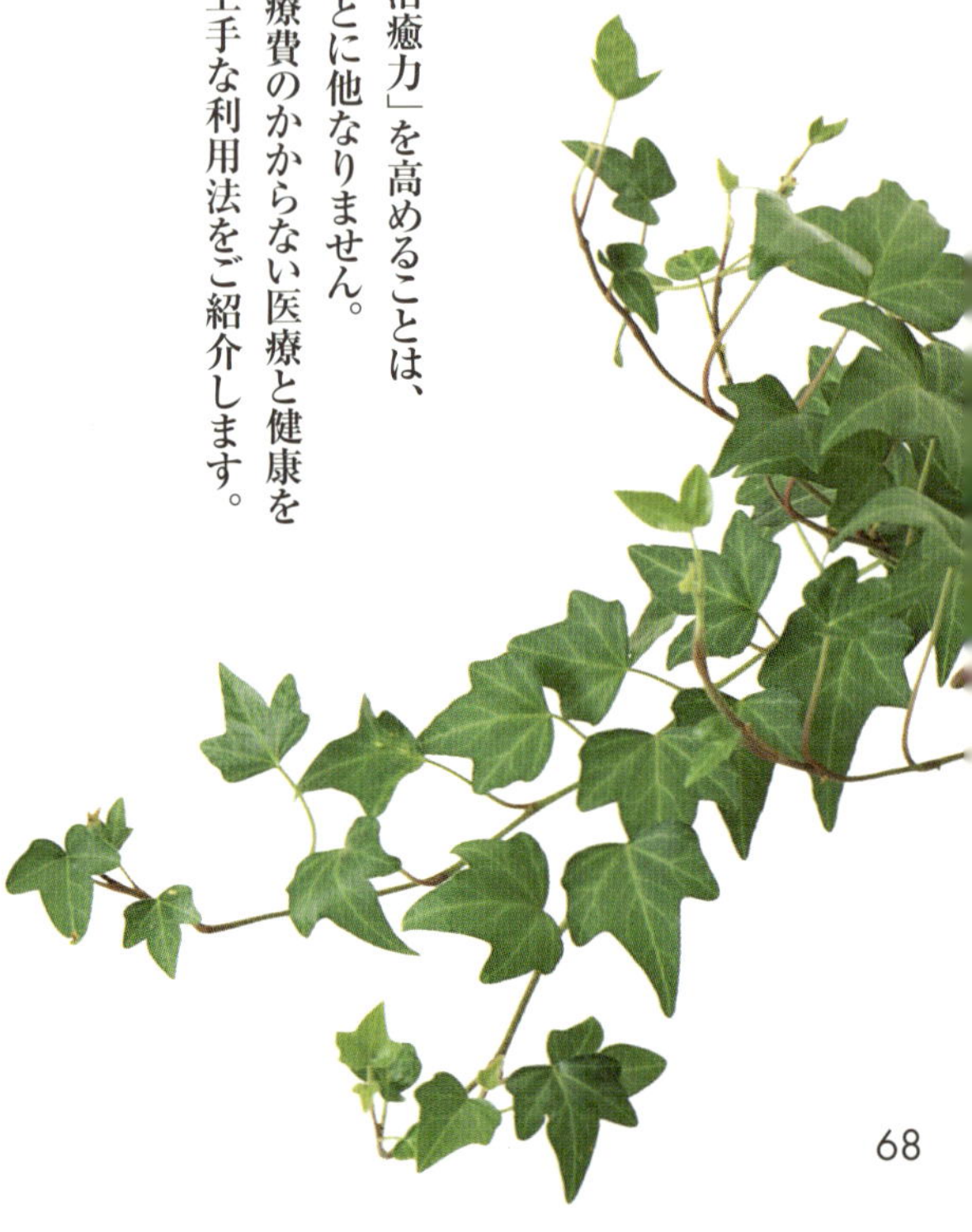

代替療法のQ&A

Q 自然治癒力と免疫力の概念は同じでしょうか？

免疫力というのは学問にもなっていて、医学部の講義でも学ぶそうですが、自然治癒力については現代医学では学問として確立していないと聞きます。最近、身のまわりで自然治癒力という言葉をよく聞きますが、この自然治癒力と免疫力は同じでしょうか、それとも何か違うのでしょうか？

埼玉県　国府克典さん

A この2つはあきらかに違うレベルの話です

医療の専門家であるお医者さんにも自然治癒力と免疫力を混同している人が大勢いますが、あきらかに違うレベルの話です。免疫力は複雑で未だに全容が解明されてはいませんが、すでに免疫学としてエキサイティングな学問分野になっています。

これに対して自然治癒力という医学的用語はまだ日本にはなく、治癒学という学問はこれからの分野です。人間の身体のシステムには免疫系、神経系、内分泌系、循環器系などがあり、それらが統合されて治癒系という系をなしています。「治癒系」という概念は生まれてきたばかりで、科学的に解明されるまでにはまだ時間がかかるでしょう。

翻訳家・鍼灸師　上野圭一先生

代替療法のQ&A

Q ホメオパシー医療について教えて下さい？

体・心・精神のすべてのレベルに働きかけるホリスティックな医療として最近、日本でも注目を集め、誰にでも安心で、副作用のない代替療法にホメオパシー医療があると聞きましたが、どんな医療なのでしょうか？　また、対症療法としての西洋医学の概念と違うと言われていますがどのように異なるのでしょうか？

東京都　石田　泉さん

A 対症療法に対して同種療法と呼ばれています

ホメオパシー療法は、一言で言えば「似たものが似たものを治す」という療法で日本では同種療法とも呼ばれています。ホメオパシーではある物質のエッセンスが情報として体内に入るとバイタルフォースと呼ばれる生命エネルギーに働きかけて自然治癒力を活性化し、治癒をもたらすと考えています。この反応は、赤ちゃんやペットにも同様の反応が起きることからプラシーボ効果ではないといわれています。ホメオパシーはすでに２００年以上にわたって臨床が行われ、多くの医師たちによってその効果が確認されている、エネルギー療法の一種であろうと考えます。

帯津三敬病院名誉院長　帯津良一先生

（プラシーボ効果＝心理的治療効果）

Q 食生活の本はどのくらい参考になるのでしょうか？

本屋さんの健康コーナーに行くと、食生活に関する本がたくさん並んでいます。どの本も関心のあるタイトルですが書かれていることが、お互いに矛盾する内容の本も少なくありません。いったい何を基準に選んだらよいのか迷ってしまいます。何かよい手がかりがあれば教えて下さい。

神奈川　内藤久恵さん

A 食生活の基本は何か？から考えてみましょう

食生活の本を10冊読んだ人は、そのうち1冊を信じ込んで突っ走ります。次に30冊の本を読むと本と本の矛盾に気付き、だいたいノイローゼになります。100冊も読むと、ある本では果物はダメ、ある本では肉はダメと書いてあり食べるものがなくなります。これが食の本の実態です。もちろん中には良い本もありますが、ほとんどが今お話ししたような内容です。また、これらの食生活と名乗っている本のほとんどは食べ物の話しかしていません。私は、食材一つひとつより買い物の仕方や日常の食事の考え方の方が大切だと考えます。「お皿でなくお盆のことを考える」のが食生活の基本です。

フードアンドヘルス研究所代表　幕内秀夫先生

Q 医師や病院と上手につきあう方法を教えて下さい。

たとえ代替医療が患者にとってよいと言われていても、病院や医療機関がその考え方や手法を取り入れてくれなければ適切な代替医療を受けられません。ですがまだ西洋医学中心の医療機関が日本ではほとんどだと思います。病気の予防や治療を考えていく上で、どのような点に留意してゆけばよいのか教えて下さい。

福岡県　増田健一さん

A 医者まかせにしないことから始めましょう

残念ながら西洋医学と代替医療の両方を患者の立場から公平に判断できる医師や医療機関はまだまだ少ないのが現実です。ですから100パーセント医師や病院だのみでは適切な医療を受けにくいでしょう。それより、自分の健康を人に任せること自体がおかしいと思います。医師はなんでも病気を治せる魔法使いじゃありません。お腹が痛い、熱が出るとしたら、いったい自分は昨日、おととい、さきおととい、一週間前に何をしたかをよくよく考えてみて下さい。その上で病院に行きアドバイスを受けるくらいの自己管理をすることが賢い患者としての第一歩です。

東京医科大学名誉教授　藤波襄二先生

Q がんを予防する方法にはどんな方法がありますか？

がんになってもあわてたりせず、すぐに放射線や抗がん剤、手術などの現代療法の治療をしないで、リンパ球の数を上げて免疫力を高めたり、副交感神経を優位にしたりする方法を考えることも大切だと聞きますが、具体的にはどういう暮らし方をするのががんにならない、がんに負けない生活なのでしょうか？

北海道　久保寺隆史さん

A 毎日の生活の中で免疫力を高めましょう

ひとことで言えば毎日の生活の中で免疫力を高めていくことだと思います。がんも出たり退縮したり、あるいは、なくなったりしますから。まず、具体的には自律神経が副交感神経優位の状態であることです。体が温かい、血流がよい、食事がおいしく食べられる、気分がゆったり、ストレスが少ない、楽しい生き方、ありがたいと感謝のできる毎日を送ることでしょう。そして、がんを避けるには働きすぎず十分な睡眠を心がける、心の悩みを抱え込まない、血行をよくして薬づけは避ける。これは私の持論ですが、がん検診は受けないこと、そのかわり自己検診を心がけるようにしましょう。ふだんの生活で自分の体調をチェックすることが大切で、熱心にがんを探すことはやめた方が賢明です。

新潟大学大学院医歯学総合研究科教授
安保　徹先生

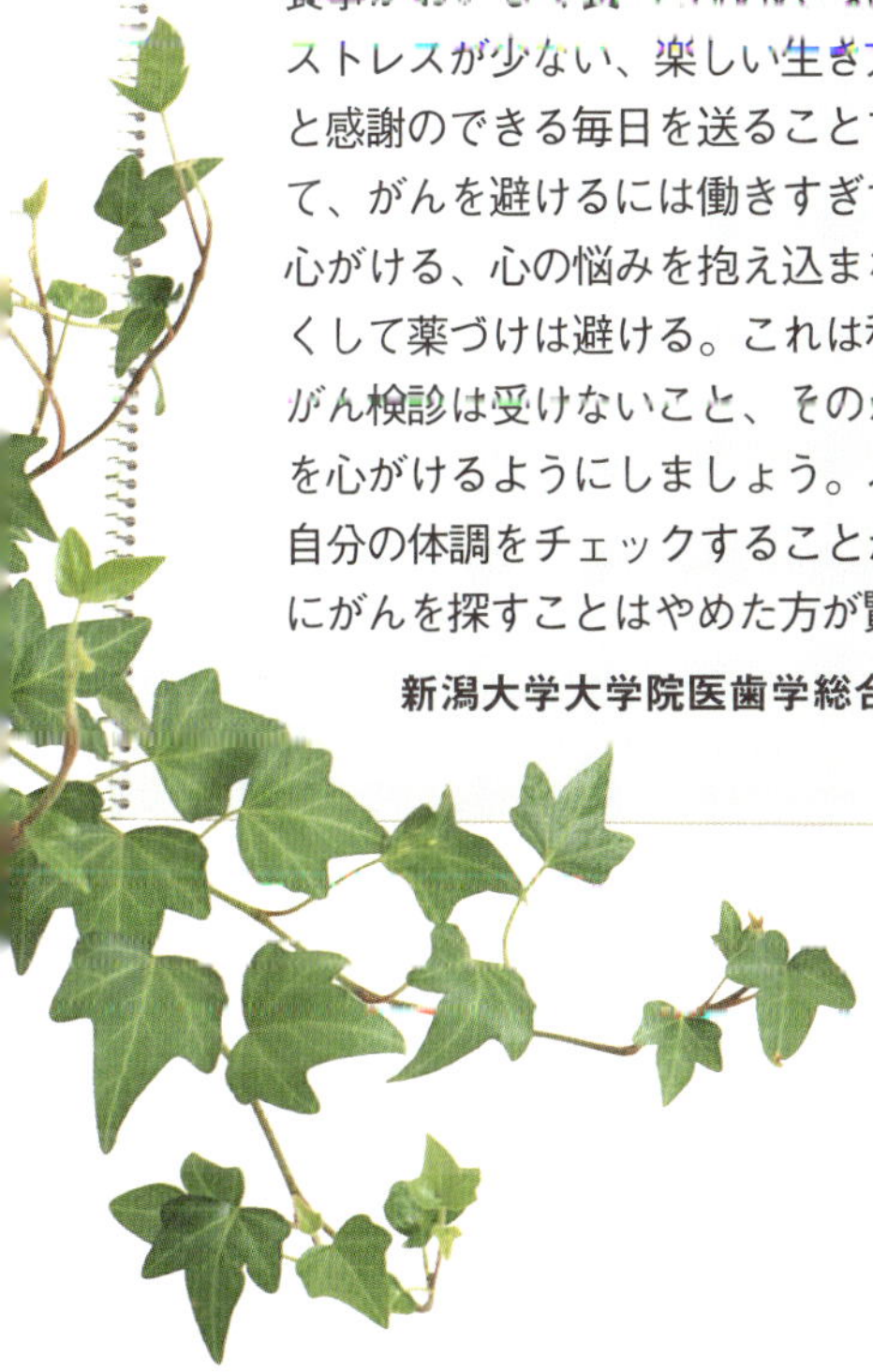

代替療法のQ&A

Q 体を温め血液をきれいにする食品には何がありますか？

朝の体温が35.5℃ぐらいしかなく低体温でなかなか起きられず、日中仕事をしていても手足の先が冷たく何となく元気が出ません。もっと体が温まると活力が出ると思いジョギングしたり、フィットネスクラブにも通ったりしたのですが長続きしません。毎日の食事で低体温を改善する方法はないものでしょうか？

兵庫県　三田由貴子さん

A 体を温める陽性食品を積極的に摂りましょう

今の栄養学はタンパク質が多いものやビタミン・ミネラルを含む食品を栄養のある食べ物と見なす分析学で、それらを食べたときに体を温める、逆に冷やす作用があるかということには目を向けていません。漢方では血液が汚れる第一の原因は冷えと考え、体が温まる食品を陽性食品、体を冷やす食品を陰性食品と区別して、病気治療や健康増進の食養の原則になっています。陽性食品には、南方産より北方産のもの（そば、塩シャケなど）。柔らかいものより硬いもの（黒砂糖、漬け物など）。赤、黒、黄、橙色《だいだい》のもの（にんじん、ごぼう、生姜《しょうが》、みそ、しょう油など）などがあります。

イシハラクリニック院長　石原結實先生

さわやかな一日を過ごすためのかんたん運動法①

朝5分のすっきりおはようヨガ

監修:米倉和恵（ヨガインストラクター）

朝起きた時にたった5分でもストレッチをすると、体も頭もすっきり目覚め、一日を快適に過ごせます。

朝は体がかたいので、無理をせず、呼吸に意識を向けながらゆっくりと体を動かします。

呼吸は鼻から吸い、鼻か口から吐きます。

筋肉は息を吐く時に緩《ゆる》みますので、ゆっくり息を吐きながら筋肉を伸ばす意識で動作を行いましょう。

腰のストレッチ

ひざを左右に倒し、腰の筋肉や背中を伸ばすことで背骨と骨盤のゆがみを矯正します。上体をひねることにより腸が刺激され便秘解消によく、肝臓、すい臓、ひ臓、腎臓など内臓機能のはたらきの改善にもつながります。ウエスト引き締めや腰痛予防にも効果的です。やわらかいベッドの上よりも、布団や固い床の上で行いましょう。

① あお向けに寝てひざを立てる

あお向けになり、両ひざを揃えて立てます。両手を横に広げ、手のひらを上にして力を抜き深い呼吸をします。

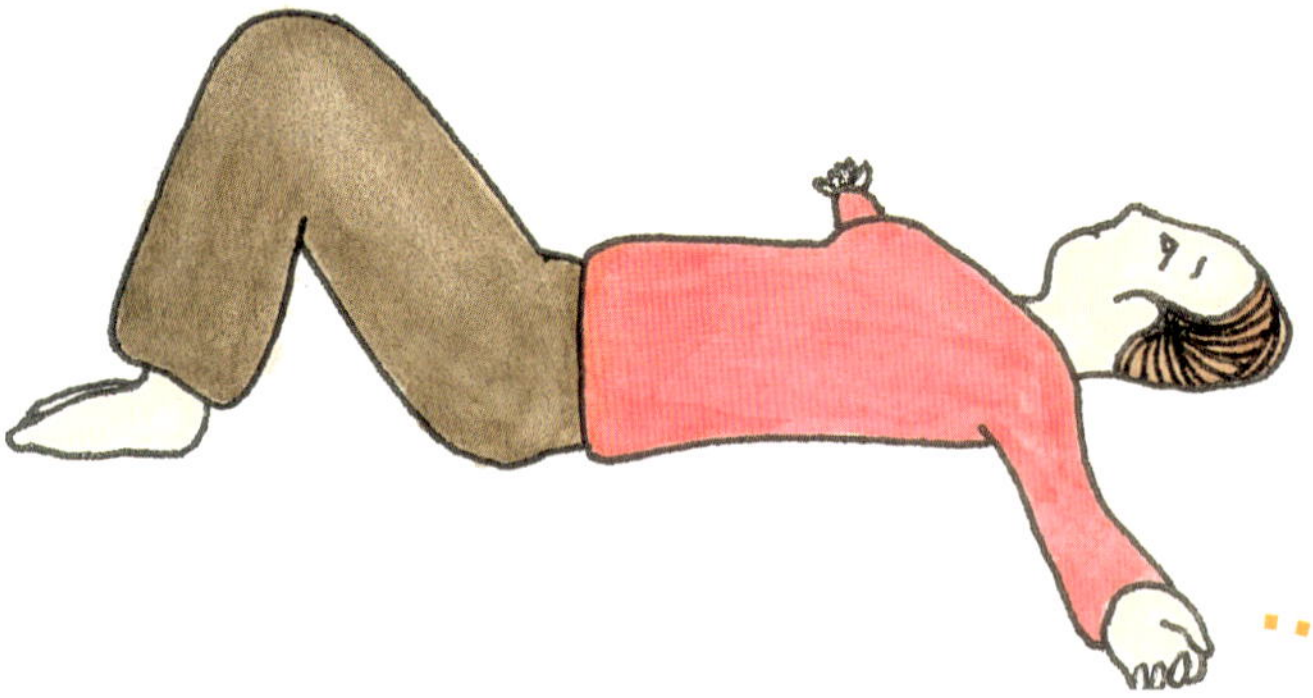

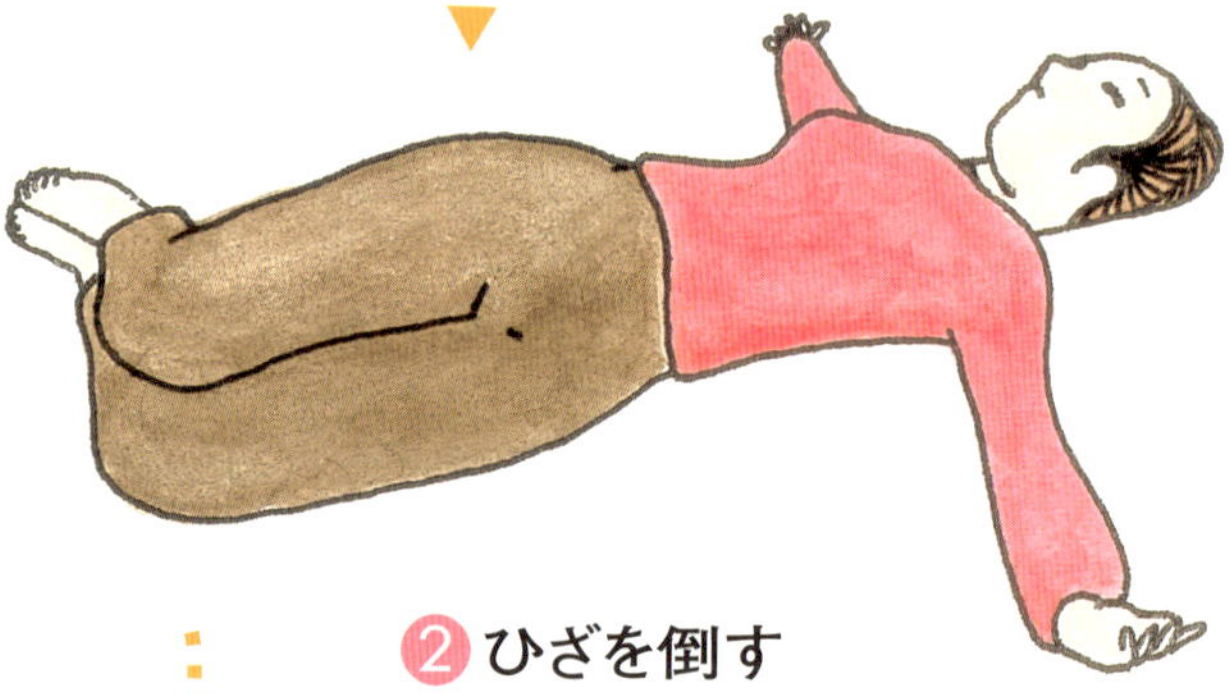

② ひざを倒す

息を吐きながらひざをゆっくり倒します。首、肩はリラックスし、天井、又はひざと反対側を見ます。背すじを伸ばしたまま、肩が浮かないようにします。脚の付け根の力を抜き、脚の重みで自然にひざが床に近づくようにします。

③ 赤ちゃんのポーズ

両ひざを上、もしくは下から抱えます。肩と腰ができるだけ床から離れないように徐々にひざを胸に近づけ、楽に呼吸しながら腰を伸ばします。便秘解消のほか、腰痛や骨盤のゆがみも整え、疲れた腰の養生などにも効果的です。反対側も同じように行います。

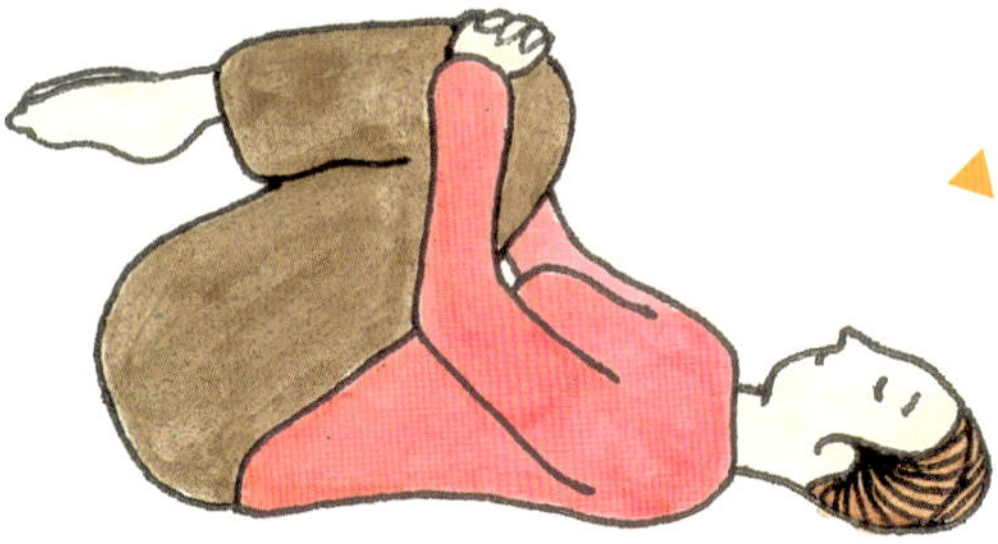

首・肩・体側伸ばし

首や肩を回すと、筋肉や神経がほぐれ、血行がよくなります。手を後ろで組むポーズは、胸部を広げて肺活量を増やし、呼吸器系の機能を高めるほか猫背矯正にもなります。体側伸ばしは、脇や背中、お腹まわりの筋肉を伸ばして内臓を刺激し、便秘解消や内臓機能改善に効果的です。筋肉が伸びると、意識も自然とすっきり目覚めてきます。

❶ 楽な姿勢で座り背筋を伸ばす

正座、いす、あぐらなど楽な姿勢で座り、腰を立てて背筋を長く伸ばします。あぐらがかけない場合はお尻の下に座布団を二つ折りにしたものなどを敷くと安定します。

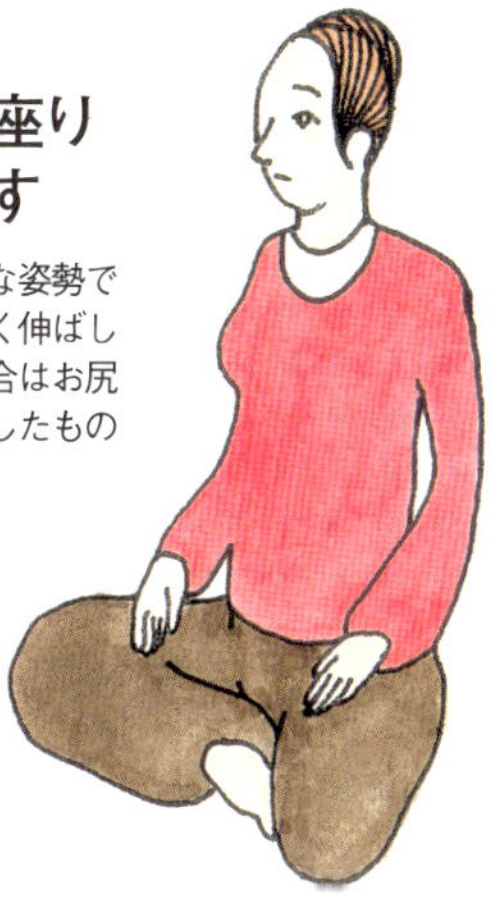

❷ 首をゆっくり回す

背骨を伸ばし、頭をゆっくりと回します。肩を下げ、頭頂部を首から離す意識で首の筋肉をほぐしましょう。後ろに倒すときも首の後ろを縮めないように回します。反対も行い、左右3回ずつ回します。

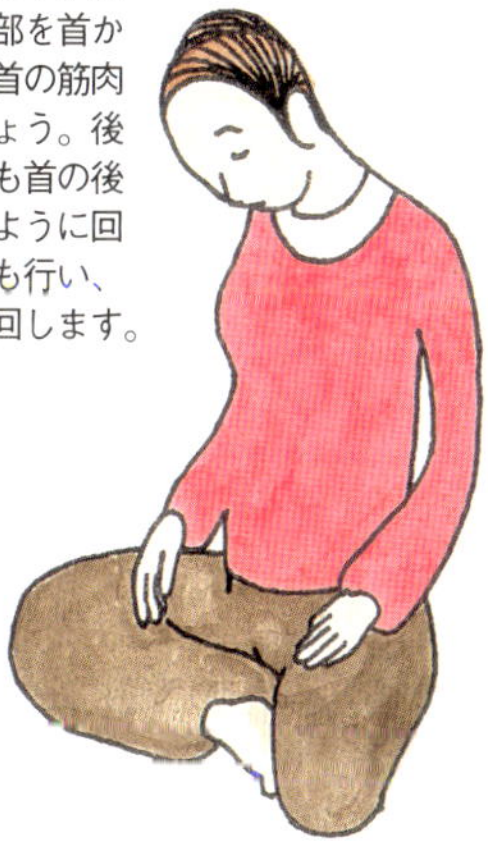

❸ 肩をゆっくり回す

肩を前から後ろに3回ゆっくりと回します。次に後ろから前回しを3回繰り返します。肩だけでなく肩甲《けんこう》骨全体や鎖《さ》骨も動かす意識で回しましょう。

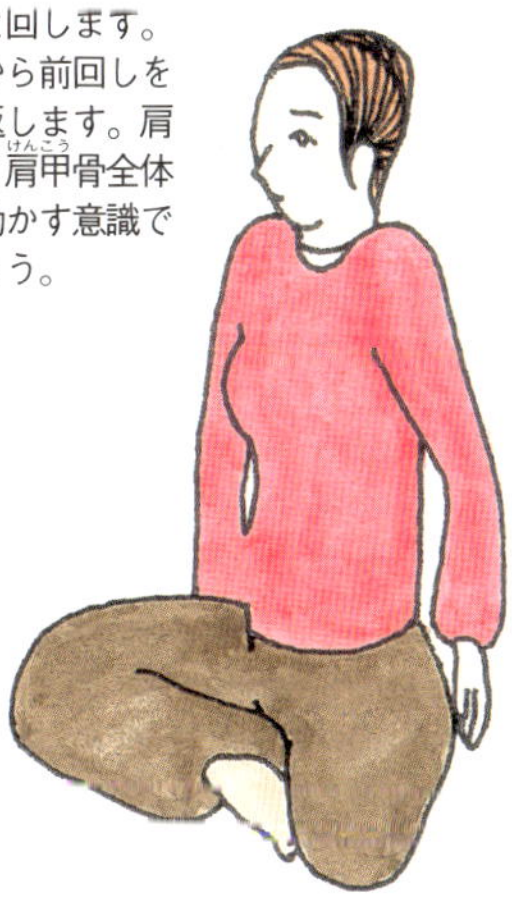

❹ 手を後ろで組んで胸を張る

両手を後ろに組んで胸を張り、息を吐いて組んだ手を上に持ち上げ、吸って下ろす動作を3回繰り返します。手が届かない場合はタオルなどをつなぎとして持ってもよいでしょう。姿勢の矯正、肩こりなどによいポーズです。

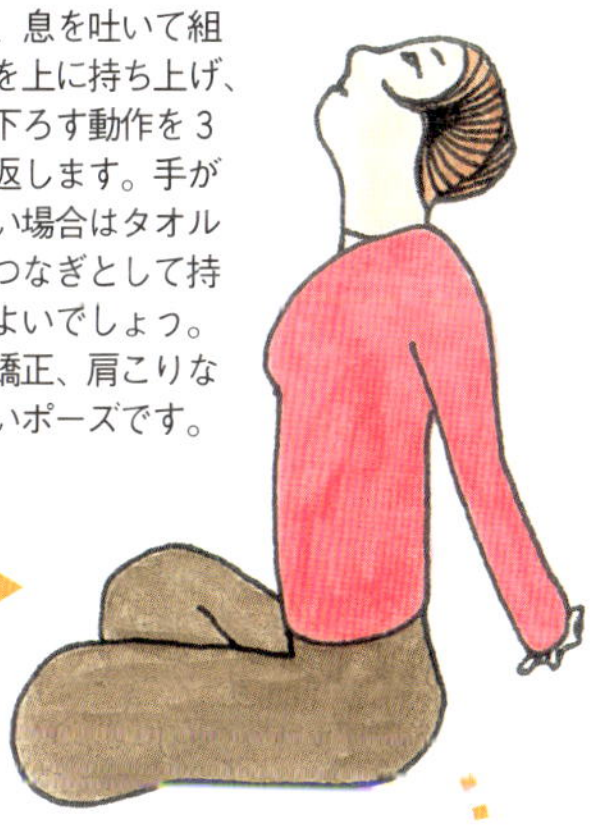

❺ 体側を伸ばす

左手を床に置き右手を上げ、息を吐きながら手を左側に倒します。右手の小指から右腰まで気持ちよく、長く伸ばします。肩は上がらないように気をつけましょう。息を吸って中央に戻り、反対側を行います。

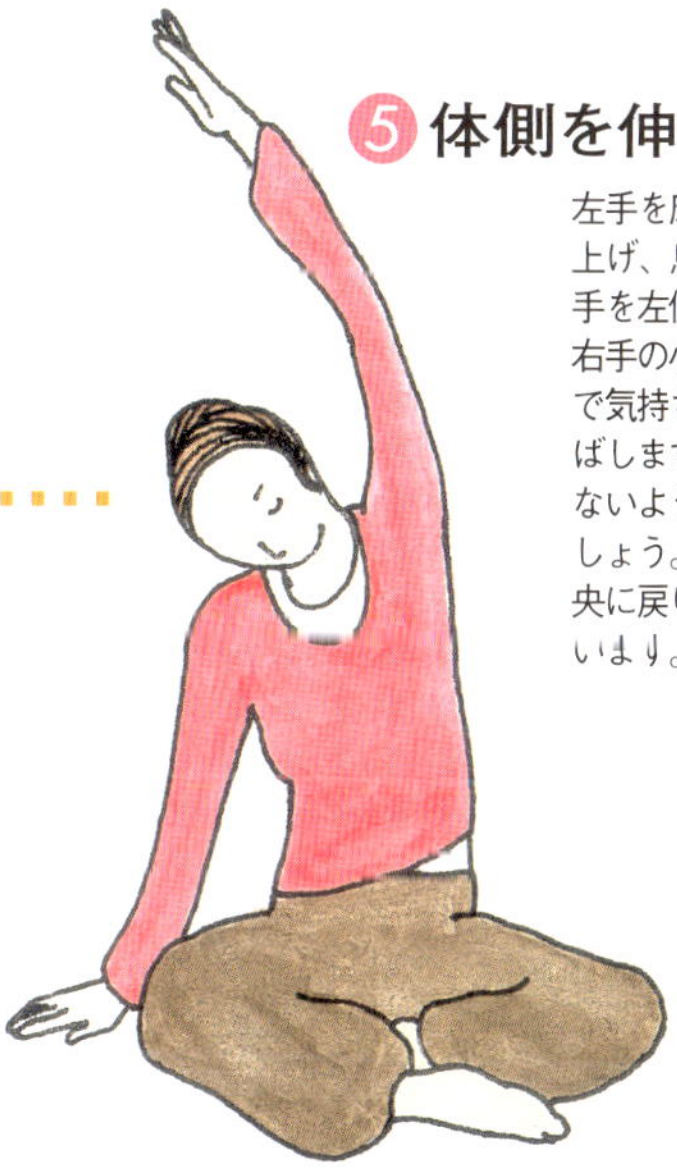

❻ チャイルドポーズ

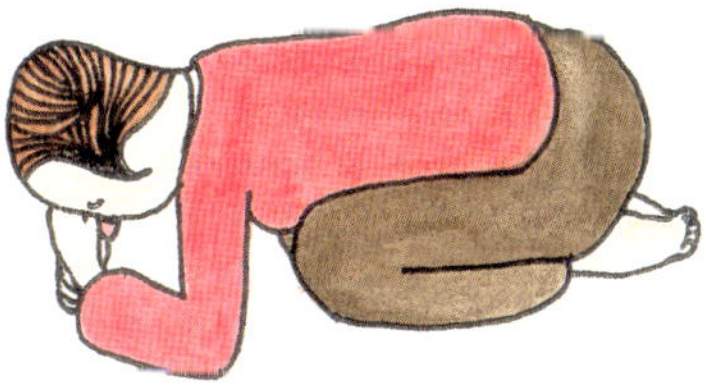

正座になり、体を前に倒します。手はこぶしを重ねて額の下に置くか、余裕があれば肩幅に開き、まっすぐ前に伸ばします。背中を丸めすぎず、腰を伸ばし、できるだけ力を抜いて5回深呼吸をします。

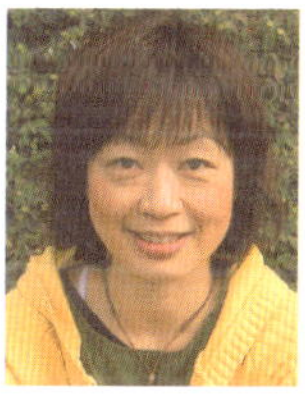

米倉和恵（よねくらかずえ）
ダンス講師、振付師、パフォーマーとして国内で活動後、ニューヨークに8年留学。痛めた体のリハビリのため、ヨガと出会う。'04年にカナダのシバナンダヨガセンターにてヨガ講師免許を取得。現在、読売文化センター、目黒学園カルチャー等にてヨガ、ピラティス、バレエ講師を勤める。

ご注文方法

これらの本は、「ほんの木」でもお求めいただけます。くわしくは下記まで
TEL03−3291−3011
FAX03−3291−3030
Eメール：
info@honnoki.co.jp
〒101−0054東京都千代田区神田錦町3−21
三錦ビル　ほんの木書籍注文係　郵便振替00120−4−251523（加入者）ほんの木（送料）1回のご注文が10500円（税込）未満は368円かかります。代引手数料は5250円（税込）以上は無料、未満は210円（税込）。離島、外国は別途料金です。

この号の健康情報を、もっと詳しく知りたい方へ
健康のための本ガイド

RYOICHI OBITSU & HIDEO MAKUUCHI

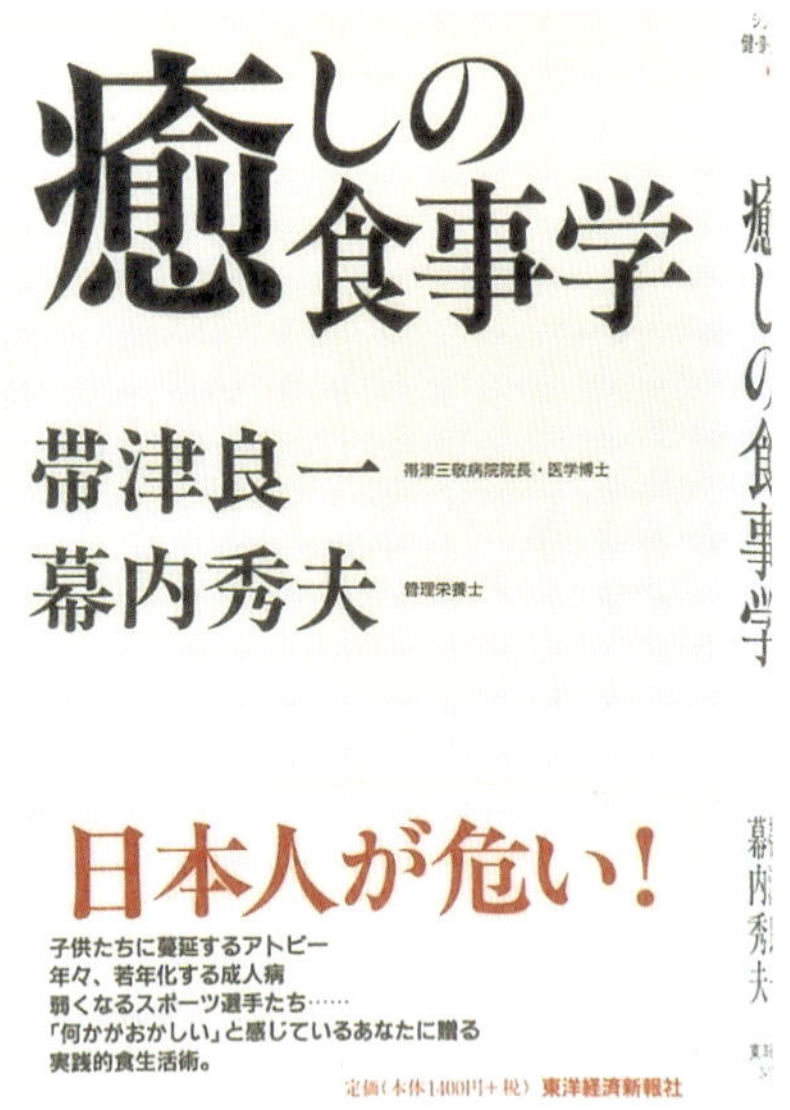

日本人が危ない！
実践的食生活術
癒しの食事学

帯津良一〔共著〕　帯津三敬病院名誉院長・医学博士
幕内秀夫〔共著〕　フーズアンドヘルス研究所代表・管理栄養士
定価（1400円＋税）東洋経済

主食はご飯にしましょう　カタカナ食はやめましょう

初版が1997年に出版されたこの本は『自然治癒力を高める食生活術』についての講演を加筆修正して再編集した、誰にも読みやすい、やわらかいタッチの単行本です。（それにしても視点が早い）

がん治療などを中心に、ホリスティック療法を実践する帯津良一さんと、その帯津三敬病院などで患者さんの食事指導を行ったり、食生活の個人相談、講演などで著名な幕内秀夫さん、超多忙のおふたりの共著です。

幕内さんはベストセラーになった、ご存知『粗食のすすめ』他で、従来の日本の栄養学をくつがえし、評判を呼んできました。

本書も、その幕内さんの食生活論、その実践法、そして自然治癒力を高める食生活改善・10の方法が、わかりやすく述べられています。

序として、第一章に帯津さんが、医学とホリスティックな生命場の考え方から食のあり方を述べ、仲の良いおふたりで全体が一つの本としてのハーモニーを構成しています。

具体的な食生活のあり方について本書全体はこう述べています。

まず、多くの医療機関では患者さんに食生活を教えていないこと。理由は採算がとれないためだそうです。また、本屋さんには読み切れないほど〝食べ物健康法〟の本がありますが、9割はいいかげんな本、と断言をしています。

昨今のテレビ番組での、いかがわしい〝ヤラセ・捏造《ねつぞう》〟健康法を目のあたりにすると、やっぱりそうだよね、とうなずけます。

また、戦後日本の、栄養改善普及運動が誤りであり、欧米食への移行も錯覚であることがわかります。

アトピーや若年化する生活習慣病など、子どもたちの健康に異変とも言えるリスクがふりかかっている今日、この本の伝える、食からの自然治癒力回復論は参考になります。

「ご飯にしましょう」が一番大事。カタカナ食はやめる。減らす。

当たり前でいて大切な食の基本認識が、ストンと入る、おすすめの一冊です。

一家に一冊、台所の常備品 見る、読む、料理する本

うーん、よくできているなあ、と思わずうなってしまう、免疫力と料理レシピのカラーブックです。これは使えます。免疫理論の第一人者、安保徹さんが、わかりやすく病気になりにくい体調、生活習慣と食事についてエッセンスを伝え、それに基づく、食材の選び方、食生活レシピ、病気別、症状別免疫強化レシピなどを構成した料理・健康法です。

もちろんカロリーと塩分表示もついていて、使い勝手もよさそうです。出版、編集側の企画力の勝利？ と感じられる実用書。おすすめです。

料理レシピの監修は、料理研究家・管理栄養士の杉本恵子さん。

コンビニ弁当やファーストフードがあたり前になった子どもたちや、お父さんお母さん、ぜひこの本を台所に置いて、ご家族の健康を回復して下さい。献立作りに、「免疫力」の要素を取り入れるという本書の発想は理にかなった提案だと思います。

自律神経に直接作用する働きの強い「食べること」。脂肪分の多い、食品や甘いもの、冷たいものなどの摂《と》りすぎが体のバランスを崩す原因といわれています。正しい食、イコール自然治癒力、免疫力の高まる料理、それがわかります。

TORU ABO & KEIKO SUGIMOTO

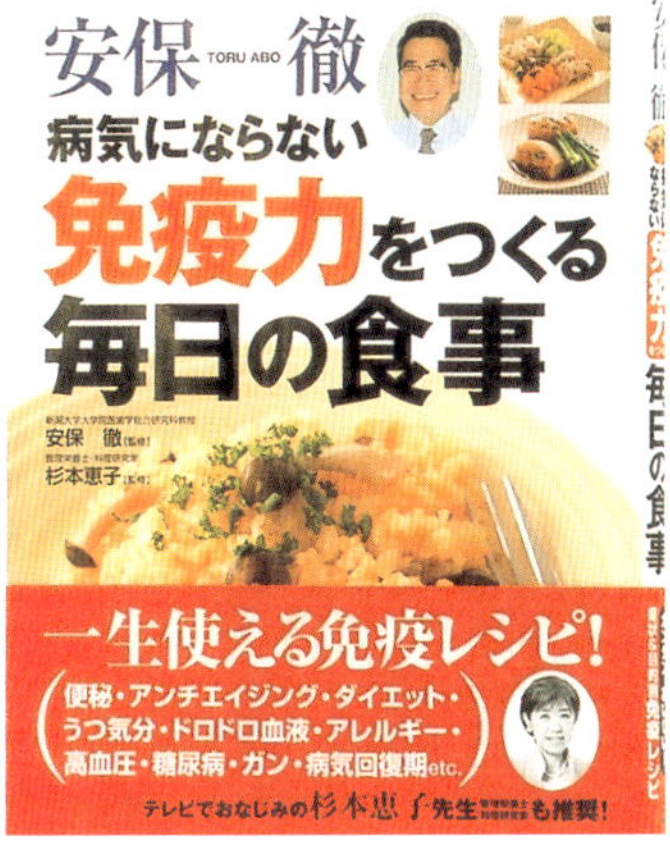

一生使える免疫レシピ！
病気にならない 免疫力をつくる毎日の食事

安保徹〔監修〕
新潟大学大学院
医歯学総合研究科教授

杉本恵子〔監修〕
管理栄養士・料理研究家

定価（1500円＋税）
永岡書店

水の飲み過ぎは老化を早める 1週間で若返りを実感できる

表紙を開いてあせりました。こう書いてあります。

①「指先がすべってページがめくれない・・・」②「ちょっとした食べ過ぎ・飲み過ぎでも、胃がもたれたり、酒が残ったり・・・」③「言いたい言葉がすぐ口から出てこない・・・」思い当たる方はいませんか？

①でびっくり。最近そんな気がしていたからです。これらは、皮膚や内臓、あるいは脳の乾燥が猛スピードで進んでいる証拠だそうです。しかも、20代を過ぎると誰にも生じる現象とのこと。石原結實《ゆうみ》さんならではの、「1週間で、“若返り”を実感できる」というロジックが、多くのエピソードと共に展開されています。

気になる症状・病気をクスリなしで治す『体の乾き』の解決法や、全身がみずみずしくなる食べ物、日常生活法など、すぐに実践できる方法論がシンプルに、わかりやすくまとめられています。

老化の敵は「乾燥」・・・、でも水の飲み過ぎが老化を早める。水分は両刃《もろは》の剣《つるぎ》と石原さんは述べます。体内の「水管理」の重要性や、体熱が下がると乾燥がすすむなど、参考になる話が尽きません。健康の基本を知るには絶好の本です。

YUMI ISHIHARA

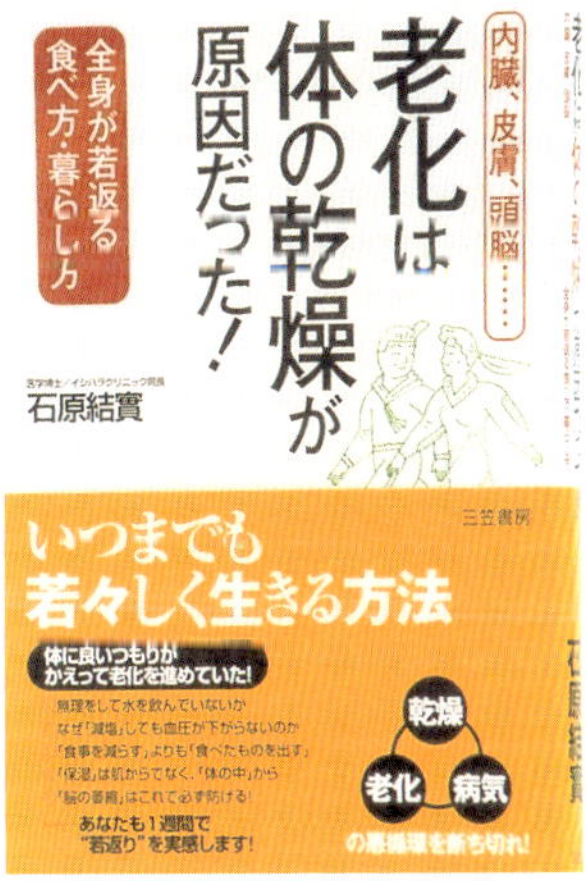

いつまでも若々しく生きる
全身が若返る食べ方暮らし方
老化は体の乾燥が原因だった！

石原結實〔著〕
医学博士
イシハラクリニック院長
定価（1300円＋税）
三笠書房

体に最適な食事と食の愉しみ方がわかる！

当社『自然治癒力を高める』シリーズでおなじみの、上野圭一さんは、アメリカの代替医療・治癒論の第一人者、アンドルー・ワイル博士の主著の訳者として有名です。

本書の原題は『EATING《イーティング》 WELL《ウエル》 FOR《フォー》 OPTIMUM《オプティマム》 HEALTH《ヘルス》』です。オプティマムとは「最適の」という意味。いわば、私たちが今号で掲げたテーマそのもののような、体に最適な食事であり、究極の食卓を提案する、ワイル博士の代表的な著作といえます。

この中の9章めは幕内秀夫さんの「日本人の標準となるレシピ集」になっていて、日本の読者への配慮が行き届いてもいます。本書『医食同源』は、第1章から「満足な食事の原理」2章「人間の栄養とはなにか」3章「世界最悪の食事」4章「世界最良の食事」と続きます。

ちなみに、世界最良の食事の一つに日本食をあげ、長所と短所を指摘していますが、世界中で日本食がスローでヘルシーな食として好評なのもうなずけます。

但し固定的な「正しい食」というものはなく、人が必要とする栄養は歳とともに変わる、というメッセージも見のがせません。少し専門的に「食と健康」について学びたい人には最適な、少々厚い本です。

ANDREW WEIL & KEIICHI UENO

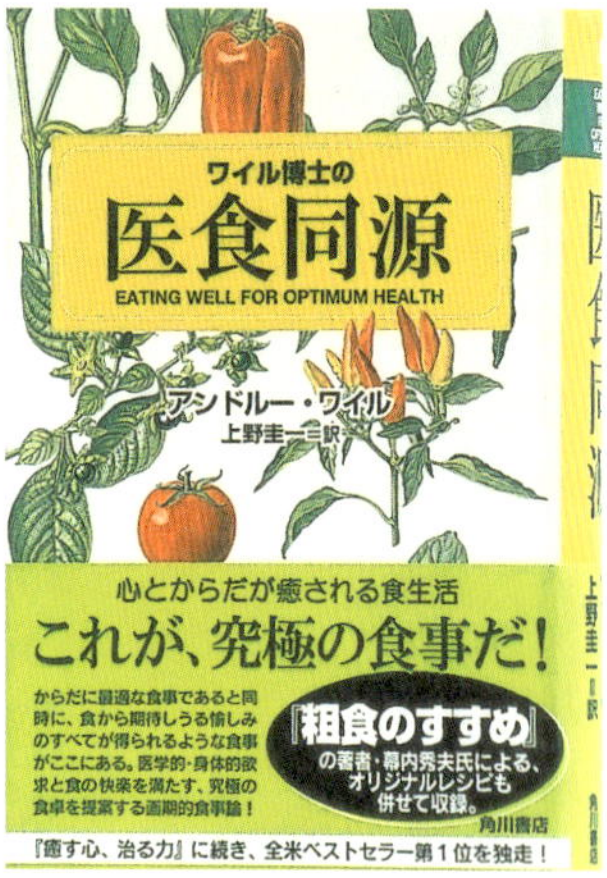

心とからだが癒される食生活
これが、究極の食事だ！
ワイル博士の医食同源

アンドルー・ワイル〔著〕
上野圭一〔訳〕
定価（2500円＋税）
角川書店

食品の選び方、買い方 下ごしらえ、調理の工夫が大事

40年にわたって、食品の安全性を問い続けてきた増尾清さんは、元東京都消費者センター試験研究室長をされていた方です。この本は、食品安全のプロが書いた、一人でも我が家でもできる、食品添加物や農薬などの有害物質からの自己防衛策の実用書。役に立ちます。どうやったら防衛できるかがわかります。お子さんのいる家庭の必読書と言ってもよいでしょう。

マスメディアからの「食品添加物は危ない」といった情報に驚き、では「無農薬、無添加の食材はどこに？」と、多くの人々が関心を高める時代が続きました。が、もっと自己防衛をしたい、という人向けの本書には、安全な食への基本計画が説得力を持って書かれています。

それでも食品の危険はなくならない現実的な話や、信頼できない行政の体質、企業癒着、消費者軽視など、今日の日本社会を鋭く指摘もしています。

さらに日本の食卓の変化と、その問題点、改善点にも話が進みます。食品の選び方、買い方、下ごしらえや調理法の工夫で、食の安全を台所から守る方法は、一読の価値があり、読んで今日から実践の書です。

KIYOSHI MASUO

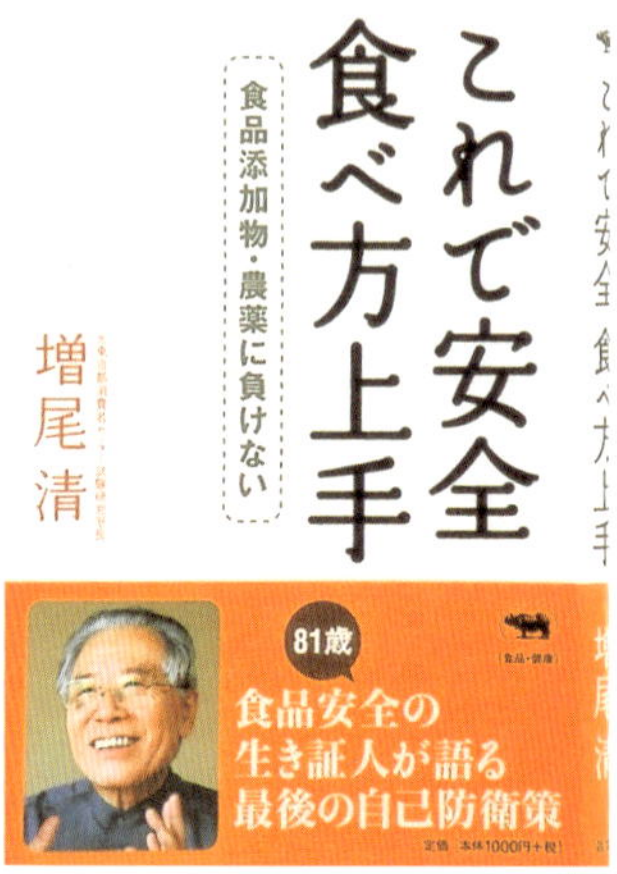

食品添加物・農薬に負けない
最後の自己防衛策
これで安全食べ方上手

増尾清〔著〕
元東京都消費者センター
試験研究室長
定価（1000円＋税）
晶文社

SHAO WADA & SEIKATSU CLUB YAKUZENNOKAI

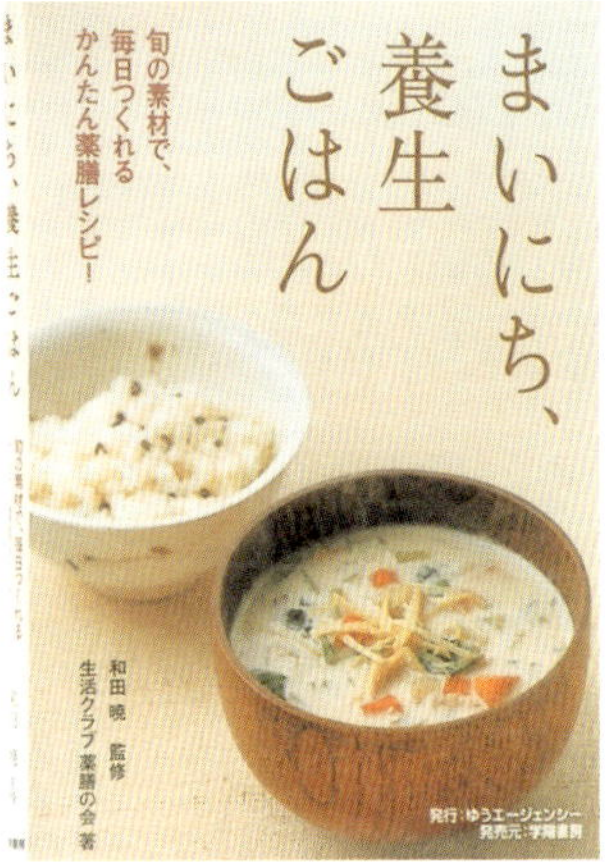

旬の素材で毎日つくれる
かんたん薬膳レシピ！
まいにち、養生ごはん

和田暁〔監修〕
生活クラブ薬膳の会〔著〕

定価（1300円＋税）
学陽書房
発行：ゆうエージェンシー

食からの元気づくり 薬膳レシピがいっぱい

「薬膳」って、難しそう？　と遠慮する必要はありません。毎日作るおかずから、薬膳が楽しめることをこの本は主張しています。監修の和田暁《しゃお》さんは中医師・薬膳研究家で、著者は、生活クラブ神奈川の薬膳通信教育受講者を中心に結成された「生活クラブ薬膳の会」。いわば実践から生まれた実用書籍です。

コンセプトは養生ごはん。家族の毎日の健康増進に役立つ、気候、季節に合った食事の提案です。食は健康の源。薬膳のノウハウを、家庭料理に取り入れようというのが本書の狙いなのです。ですから、この本の料理は会員の中から生まれた味で、プロの料理人と違ってだれもが手軽に作れるところがポイントです。

「季節の養生ごはん」、「症状別の養生ごはん」、「健康茶を愉しむ」、「からだにやさしおやつ」の話、美しくてシャープなカラー写真がレシピと共に、思わず「作ってみたくなる」気分をくすぐります。

ラストページの「生薬一覧」は、手にいれやすい薬膳材料と、その薬効をまとめて紹介しています。

養生ごはんのキーワードは、季節と体質。健康で長生きのためにも、食からの元気作りをおすすめします。

女性誌連載が単行本に すぐ効く90レシピ公開

タイトルがズバリ、この本の中身を説明している密度の濃いガイド。

編著者の池田弘志さんは、ジャーナリスト。医療、健康関連記事を多く手がけてきました。また、レシピ製作者はナチュラル・フードプロデューサーの花田美奈子さんです。

この本の特色の一つは5つのマークです。①がんに克つ野菜の食べ方、②生活習慣病を防ぐ野菜、③もっと知りたい野菜の秘密、④効く選び方、作り方、⑤扱い方でクスリになる、の5つのマークが、50の食べ方それぞれに表示されています。なかなかの実用性。

50本の各チャプターの最後に、「野菜の食べ方3か条」がそれぞれに載っています。つまり、150か条あるわけです。これがひとことヒント集。「へー、ああそうか！　なるほどね」の連続です。

また、本書の最後にある、症状別索引は、便利です。野菜別索引と共に役立ちそう。

ジャーナリストの書いた内容だけあって、参考文献の列記と、取材協力者92人はさすがに幅広く、大変緻密な作りです。何かの時に参考となる、本棚に置いておきたい一冊といえます。

HIROSHI IKEDA

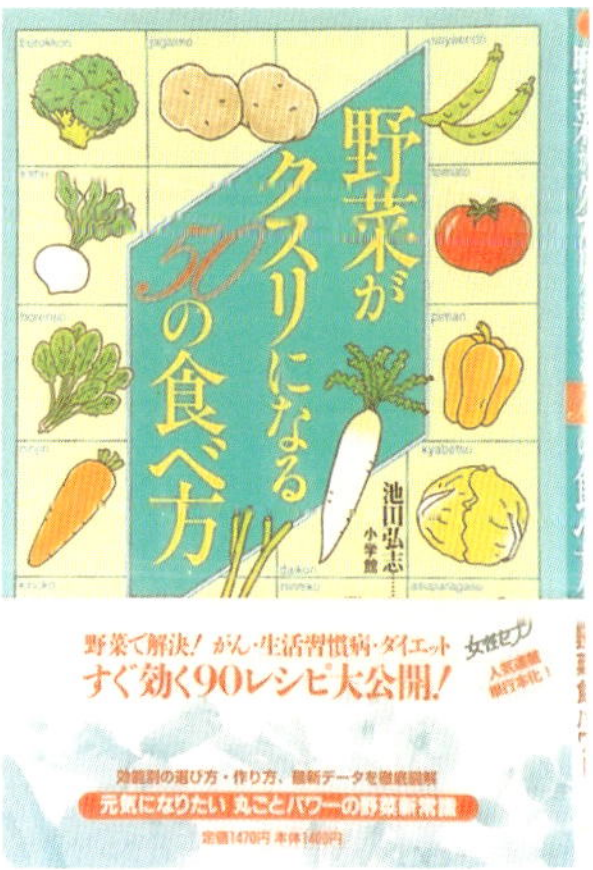

野菜で解決！
がん・生活習慣病・ダイエット
野菜がクスリになる50の食べ方

池田弘志〔編著〕

食・健康ジャーナリスト
定価（1400円＋税）
小学館

自然治癒力を高める連続講座 新シリーズ
「ナチュラル・オルタナティブ」ヘルスブック 1

「なぜ病気になるのか?」を食べることから考える

2007年 3月28日 第1刷発行
2010年 7月29日 第6刷発行

出版プロデュース 柴田敬三
企画 (株) パンクリエイティブ
発行人・編集人 高橋利直
発売 (株) ほんの木

デザイン GRACE.inc
取材・文 矢崎栄司・戸矢晃一・丸山弘志・上原礼子
高橋利直・柴田敬三・岡田直子
編集 (株) ほんの木
営業 野洋介
総務(&広報) 小倉秀夫・岡田承子

〒101-0054
東京都千代田区神田錦町3-21 三錦ビル
TEL 03-3291-3011 FAX 03-3291-3030
Eメール info@honnoki.co.jp

郵便振替口座 00120-4-251523
加入者名 (株) ほんの木
印刷所 (株) チューエツ
ISBN978-4-7752-0049-0 C0030

読者の皆様からの“声”をお聞かせください

ナチュラル・オルタをご購読いただきありがとうございます。編集部では皆様からの“声”をお待ちしています。皆様からお寄せいただきました、ご意見・ご感想は今後の企画や編集の参考にさせていただきますので、お便りよろしくお願いいたします。

1. 今号で、あなたが興味を持った、役に立った記事は何ですか? 3本お答えください。
2. お買いあげの場所は?
3. 今号のご感想を200字以内でお書きください。
4. 今後、「こういう企画を取り上げて欲しい」「この先生を取材したらおもしろい」といったご要望がございましたら企画・取材先及びその理由をお書きください。
5. あなたの信頼する医師、専門家は?
6. 本書をお広めいただければ幸いです。チラシ、リーフレットをお配りいただける方は、恐れ入りますが、その枚数をお教え下さい。(枚)

読者の皆様からの“声”へのご協力ありがとうございました。

この書籍シリーズの「定期購読」、編集部への「ご意見・お問合せ」は下記までお願いいたします。
TEL 03-3291-3011 FAX 03-3295-1080 Eメール info@honnoki.co.jp
〒101-0054 東京都千代田区神田錦町3-21 三錦ビル (株) ほんの木

ホームページのご案内 http://www.honnoki.co.jp

ほんの木
出版物のご案内

よりよくなりたい、自由に生きたい
わたしの話を聞いてくれますか
大村祐子著
ひびきの村ミカエル・カレッジ代表

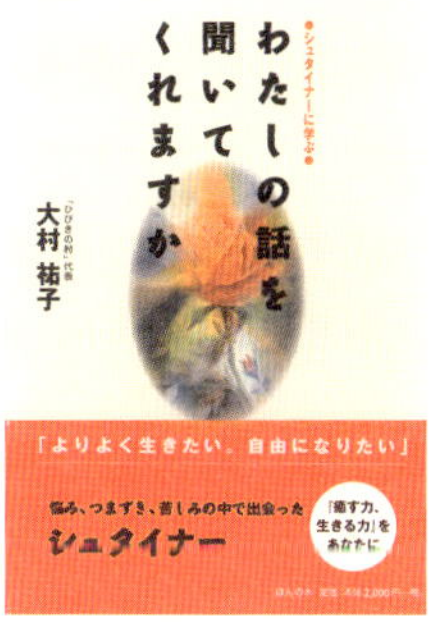

悩み、つまずき、苦しみの中で出会ったシュタイナー、ゲーテ、宮沢賢治。シュタイナー教育に学ぶ人間として、また教育者として「生きる力と共感」を読む人に与えてくれる大村さんの心の内を綴った清冽・感動の、シュタイナー入門エッセイ。
定価2100円（税込）送料無料

220点以上の写真で綴るアマゾン体感型エッセイ
アマゾン、森の精霊からの声
南研子著
熱帯森林保護団体代表

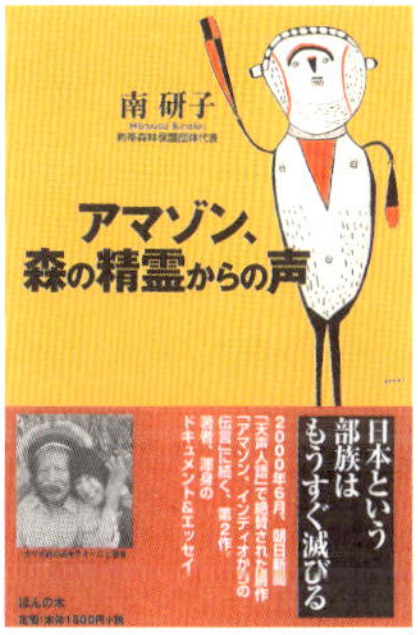

乱開発でアマゾンの森が消失。ジャングルがなくなれば人類も滅びる？ 2000年6月朝日新聞「天声人語」で絶賛された前作に続く第2作。著者、渾身のドキュメント&エッセイ。見て、読んで、感じて、考える、地球の未来を想う本。
定価1680円（税込）送料無料

人生の転機は7年ごとに訪れる!
昨日に聞けば明日が見える
大村祐子著
ひびきの村ミカエル・カレッジ代表

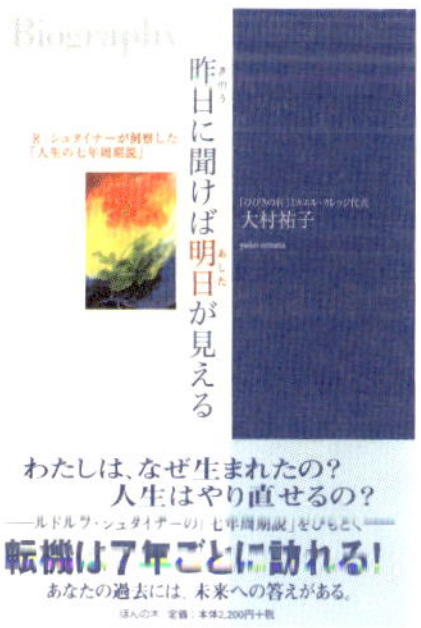

私はなぜ生まれたの？ 人生はやり直せるの？ その答えはあなたの歩いてきた道にあります。著者が自らの人生に照らし合わせて綴ったバイオグラフィー。シュタイナーの人生7年周期論をひもとくとあなたの未来への答えがきっと見つかります。
定価2310円（税込）送料無料

朝日新聞、天声人語が絶賛!
アマゾン、インディオからの伝言
南研子著
熱帯森林保護団体代表

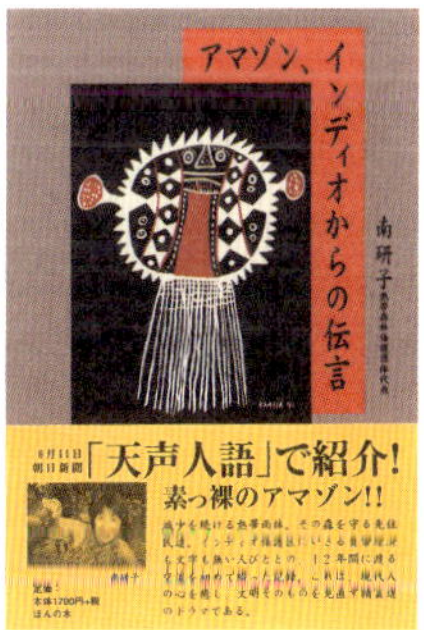

減少するブラジル・アマゾンの熱帯林と、その森を守る先住民たち。電気も水道もガスもない、貨幣経済も文字も持たないインディオたちとの12年以上に渡る支援と交流を女性NGO活動家が初めて綴った衝撃のルポ。
定価1785円（税込）送料無料

正しいボディバランスで心と体がラクになる
姿勢は運命を変える!
城戸淳美著
内科・皮膚科医師

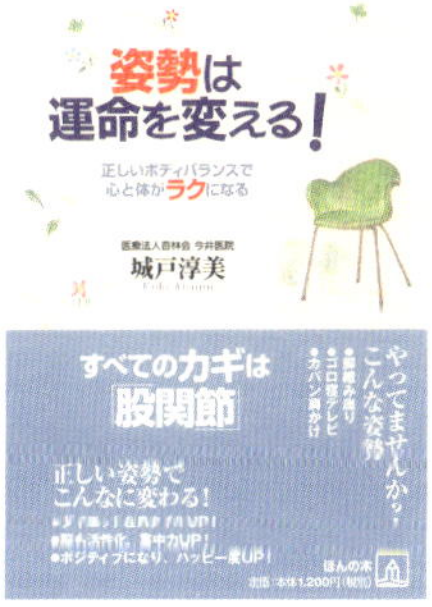

日頃の何気ない「姿勢」が私たちの体と心に与える影響をご存知ですか。医師であり、中医学にも精通する著者が、姿勢がなぜ大切か、日常生活での正しい姿勢などをあたたかいイラストとともに、わかりやすく解説。
定価1260円（税込）送料無料

あなたが創るあなたの香水
幸せを呼ぶ 香りのセラピー
山下文江著
フレグランスデザイナー&
セラピスト

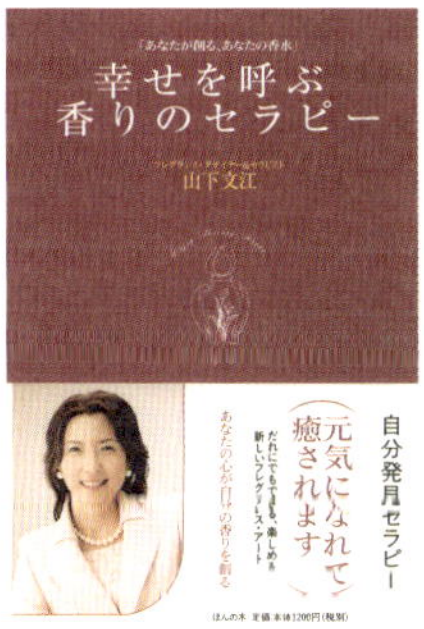

自分の人生に希望を失い4人の子どもを育てながら離婚。体調不良のどん底の著者が、香水創りに出会い心を癒されて再起。生きる目的を見つけた感動物語。自分だけの香水を創る日本初のワークショップが全国各地で大好評！
定価1260円（税込）送料無料

●ご注文・お問い合せは　ほんの木　TEL.03-3291-3011　FAX.03-3291-3030
Eメール　info@honnoki.co.jp　〒101-0054東京都千代田区神田錦町3-21三錦ビル

「自然治癒力を高める」連続講座シリーズ 既刊本のご案内

代替療法の入門ガイド。
日常生活における予防医療を重視。
役に立つ、すぐに実践できる内容が特徴です。

第1期

代替療法と免疫力・自然治癒力

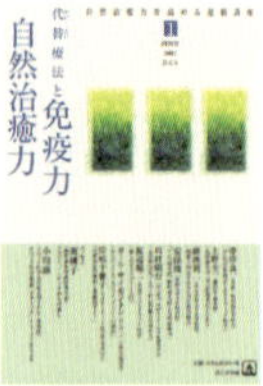

代替療法について、各ジャンルの先生方へのインタビューを中心にまとめました。帯津先生の「がんの代替療法とホリスティック医学」、安保先生の「リンパ球人間、顆粒球人間と自然治癒力」等読みごたえあり。

A5判 160ページ 定価1680円（税込）

自然治癒力・免疫力を高める食生活

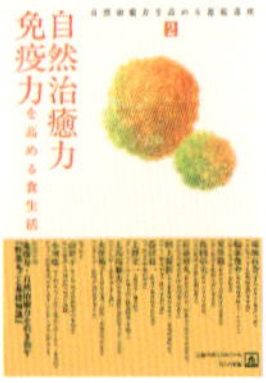

ご存知、東城百合子さん、ジャーナリストの船瀬俊介さん、毎号登場の安保徹先生、帯津良一先生。上野圭一さんにもアンドルー・ワイル博士の「医食同源」について分かりやすくお答えいただきました。

A5判 192ページ 定価1680円（税込）

自然治癒力・免疫力が高まる生活習慣のすすめ

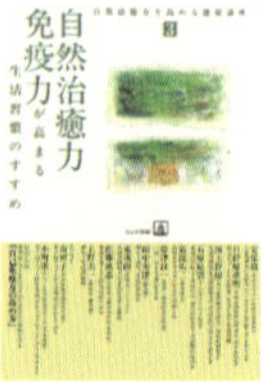

安保先生には、ご自身の生活習慣病の克服体験を、日野原先生には、病気を治す生活習慣、石原先生には、血液サラサラ生活の知恵、帯津先生には養生法について語っていただきました。

A5判 160ページ 定価1680円（税込）

自然治癒力・免疫力が高まるかんたん健康・運動法

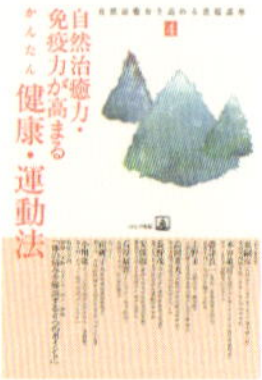

生活習慣病予防のためのウォーキング、わかりやすい気功・呼吸法・ゆる体操、日常ながら運動で体内体調を整える、簡単な正しい運動法をご紹介。特別企画は、「体の悩みを解消する6つのポイント」。

A5判 160ページ 定価1680円（税込）

第2期

心の自然治癒力

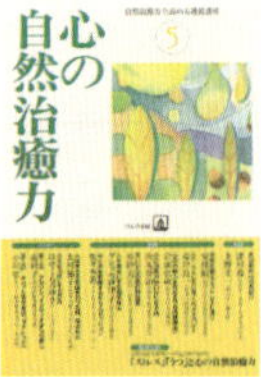

心を癒して、本当にリラックスしてもらいたいという願いから企画。笑い、手足を大いに動かすこと、植物や土に触れること等、非日常を見つけ実行することで、心の自然治癒力を高める方法を紹介。

A5判 160ページ 定価1680円（税込）

元気を引き出すサプリメント

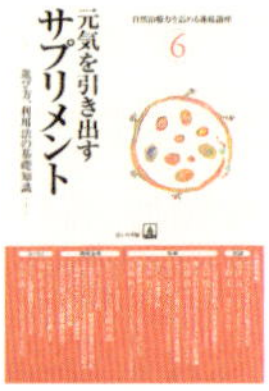

サプリメントは本当に必要か？食生活の現状、実際の私たちの健康に必要な食と栄養は？まちがった食生活を助けるビタミン、ミネラル、健康食品の選び方。便利で、実用的な早わかりガイドです。

A5判 160ページ 定価1680円（税込）

心、脳、お肌と体の若さ対策

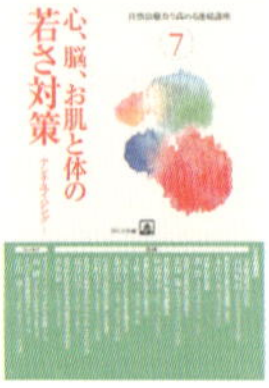

肌と体を美しく保つことから、長寿と心のあり方、人は何のために生きるのかまで捉えて、元気に老いるための方法を特集。30歳からの10年がその後の老化に多大な影響を及ぼす…。あなたは大丈夫？

A5判 160ページ 定価1680円（税込）

現代医療の限界と生命エネルギーの可能性

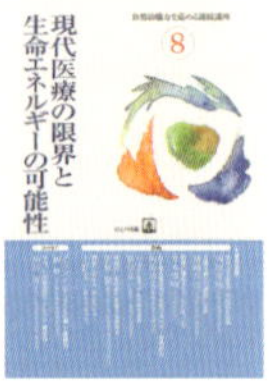

がん治療の現場でも手術、抗がん剤、放射線の3大療法が必ずしもベストな選択肢ではありません。呼吸、十分な骨休め、冷たいもの中毒、無理しない生き方等、生命のきまりを守った生き方を考えます。

A5判 160ページ 定価1680円（税込）

第3期

家庭でできる新しい代替療法

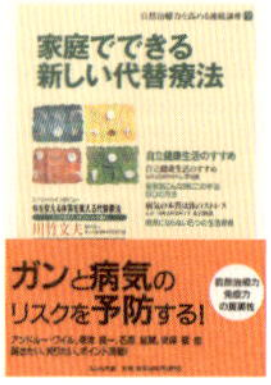

がんが治る人、治らない人の違い、免疫力が高い人の生活習慣など。体質を変えて病気を治すために、私たちができる代替療法を紹介。家庭健康生活にたいへん役に立ちます。

A5判 160ページ 定価1680円（税込）

体がめざめる毒出し健康法

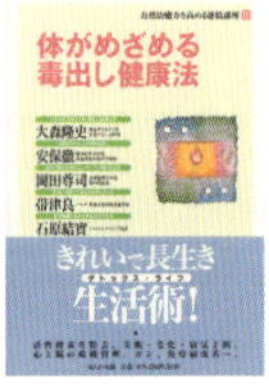

体調不良や病気の原因は、食品や生活環境から体内が汚染されていくことも原因の一つです。体の毒素、脳の汚染、血液の汚れなどを検証して、溜まった毒を抜く方法について考えます。

A5判 144ページ 定価1680円（税込）

ビジネス脳・幸せ脳・健康脳

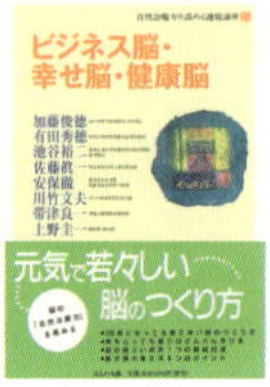

記憶力や計算力は加齢とともに低下します。でも、脳力はそれだけではありません。歳をとっても伸びる脳力もあります。脳力を伸ばすために心がけたい、日常生活の過ごし方をご紹介します。

A5判 144ページ 定価1680円（税込）

がんに負けない、がんにならないための本

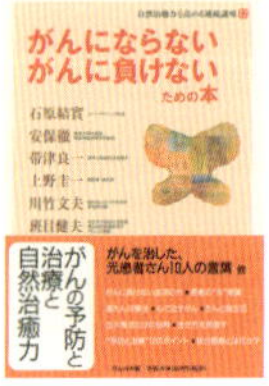

がんが治った人の話を聞くといろいろな共通点が見えてきます。例えば生活習慣の改善や仕事量の軽減、玄米菜食…。がんを治すのは西洋医療だけではありません、その先のがん治療を探ります。

A5判 144ページ 定価1680円（税込）

● 第1期、第2期、第3期とそれぞれ4冊セットご購読がお得です。詳しくはお問い合わせ下さい。

ほんの木　〒101-0054東京都千代田区神田錦町3-21三錦ビル　TEL.03-3291-3011 FAX.03-3291-3030　Eメール info@honnoki.co.jp